Kohlhammer

Psychoanalyse im 21. Jahrhundert

Klinische Erfahrung, Theorie, Forschung, Anwendungen

Herausgegeben von Cord Benecke, Lilli Gast, Marianne Leuzinger-Bohleber und Wolfgang Mertens

Berater der Herausgeber
Ulrich Moser, Henric Parens, Christa Rohde-Dachser,
Anne-Marie Sandler, Daniel Widlöcher

Svenja Taubner/Corina Aguilar-Raab

Psychodynamische Prävention psychischer Störungen

Eine Begründung und Einführung in die Kernkonzepte und Praxisformate

Verlag W. Kohlhammer

1. Auflage 2022

Gesamtherstellung: W. Kohlhammer GmbH, Stuttgart

Print:
ISBN 978-3-17-033479-3

E-Book-Formate:
pdf: ISBN 978-3-17-033480-9
epub: ISBN 978-3-17-033481-6

Die Autorinnen

Svenja Taubner, Prof. Dr. phil., Dipl.-Psych.; Direktorin des Instituts für Psychosoziale Prävention am Universitätsklinikum der Universität Heidelberg. Sie ist approbierte psychologische Psychotherapeutin (AP & TP, für Erwachsene, Kinder und Jugendliche), MBT-Trainerin und Supervisorin. Ihre Forschungsinteressen sind der Zusammenhang von Mentalisierung und psychischer Gesundheit in Bezug auf die Entwicklung psychischer Störungen und die psychotherapeutische Behandlung. Außerdem stehen im Fokus Psychotherapiestudien und die Weiterentwicklung von Prävention und Psychotherapie im Bereich der Persönlichkeitsstörungen, Störungen des Sozialverhaltens, psychisch kranker Eltern und der Entwicklung von Kompetenzen medizinischer Fachkräfte.

Corina Aguilar-Raab, Dr. sc. hum., Dipl.-Psych.; Habilitandin und Leiterin der psychotherapeutischen Hochschulambulanz am Institut für Medizinische Psychologie der Universität Heidelberg und Vertretungsprofessorin für Klinische Psychologie und Psychotherapie an der Universität Kassel. Sie ist approbierte psychologische Psychotherapeutin (TP & ST), Paar- und Familientherapeutin und Senior-Mitgefühlstrainerin (Emory University). Ihre Forschungsinteressen sind der Zusammenhang von kontemplativen Verfahren (Achtsamkeit, (Selbst-)Mitgefühl), Beziehungsqualität und psychischer Gesundheit. Außerdem stehen im Fokus Evaluationsstudien in der klinischen Forschung u. a. mit Berücksichtigung von vermittelnden psychobiologischen und kognitionspsychologischen Prozessen unter Rückgriff u. a. von Ecological Momentary Assessment-Verfahren.

Geleitwort zur Reihe

Die Psychoanalyse hat auch im 21. Jahrhundert nichts von ihrer Bedeutung und Faszination verloren. Sie hat sich im Laufe ihres nun mehr als einhundertjährigen Bestehens zu einer vielfältigen und durchaus auch heterogenen Wissenschaft entwickelt, mit einem reichhaltigen theoretischen Fundus sowie einer breiten Ausrichtung ihrer Anwendungen.

In dieser Buchreihe werden die grundlegenden Konzepte, Methoden und Anwendungen der modernen Psychoanalyse allgemeinverständlich dargestellt. Worin besteht die genuin psychoanalytische Sichtweise auf Forschungsgegenstände wie z. B. unbewusste Prozesse, Wahrnehmen, Denken, Affekt, Trieb/Motiv/Instinkt, Kindheit, Entwicklung, Persönlichkeit, Konflikt, Trauma, Behandlung, Interaktion, Gruppe, Kultur, Gesellschaft u. a. m.? Anders als bei psychologischen Theorien und deren Überprüfung mittels empirischer Methoden ist der Ausgangspunkt der psychoanalytischen Theoriebildung und Konzeptforschung in der Regel zunächst die analytische Situation, in der dichte Erkenntnisse gewonnen werden. In weiteren Schritten können diese methodisch trianguliert werden: durch Konzeptforschung, Grundlagenforschung, experimentelle Überprüfung, Heranziehung von Befunden aus den Nachbarwissenschaften sowie Psychotherapieforschung.

Seit ihren Anfängen hat sich die Psychoanalyse nicht nur als eine psychologische Betrachtungsweise verstanden, sondern auch kulturwissenschaftliche, sozialwissenschaftliche sowie geisteswissenschaftliche Perspektiven hinzugezogen. Bereits Freud machte ja nicht nur Anleihen bei den Metaphern der Naturwissenschaft des 19. Jahrhunderts, sondern entwickelte die Psychoanalyse im engen Austausch mit geistes- und kulturwissenschaftlichen Erkenntnissen. In den letzten Jahren sind vor allem neurowissenschaftliche und kognitionspsychologische Konzepte und Befunde hinzugekommen. Dennoch war und ist die klinische Situation mit ihren spezifischen Methoden der Ursprung psychoanalytischer Erkenntnisse. Der Blick auf die Nachbarwissenschaften kann je nach Fragestellung und Untersuchungsgegenstand bereichernd sein, ohne dabei allerdings das psychoanalytische Anliegen, mit spezifischer Methodik Aufschlüsse über unbewusste Prozesse zu gewinnen, aus den Augen zu verlieren.

Auch wenn psychoanalytische Erkenntnisse zunächst einmal in der genuin psychoanalytischen Diskursebene verbleiben, bilden implizite Konstrukte aus einschlägigen Nachbarwissenschaften einen stillschweigenden Hintergrund wie z. B. die derzeitige Unterscheidung von zwei grundlegenden Gedächtnissystemen. Eine Betrachtung über die unterschiedlichen Perspektiven kann den spezifisch psychoanalytischen Zugang jedoch noch einmal verdeutlichen.

Der interdisziplinäre Austausch wird auf verschiedene Weise erfolgen: Zum einen bei der Fragestellung, inwieweit z. B. Klinische Psychologie, Entwicklungspsychologie, Entwicklungs-psychopathologie, Neurobiologie, Medizinische Anthropologie zur teilweisen Klärung von psychoanalytischen Kontroversen beitragen können, zum anderen inwieweit die psychoanalytische Perspektive bei der Beschäftigung mit den obigen Fächern, aber auch z. B. bei politischen, sozial-, kultur-, sprach-, literatur- und kunstwissenschaftlichen Themen eine wesentliche Bereicherung bringen kann.

In der Psychoanalyse fehlen derzeit gut verständliche Einführungen in die verschiedenen Themenbereiche, die den gegenwärtigen Kenntnisstand nicht nur klassisch freudianisch oder auf eine bestimmte Richtung bezogen, sondern nach Möglichkeit auch richtungsübergreifend und Gemeinsamkeiten aufzeigend darstellen. Deshalb wird in dieser Reihe auch auf einen allgemein verständlichen Stil besonderer Wert gelegt.

Wir haben die Hoffnung, dass die einzelnen Bände für den psychotherapeutischen Praktiker in gleichem Maße gewinnbringend sein können wie auch für sozial- und kulturwissenschaftlich interessierte Leser, die sich einen Überblick über Konzepte, Methoden und Anwendungen der modernen Psychoanalyse verschaffen wollen.

Die Herausgeberinnen und Herausgeber
Cord Benecke, Lilli Gast,
Marianne Leuzinger-Bohleber und Wolfgang Mertens

Inhalt

1 Vorwort

Als der Kohlhammer-Verlag uns vor einigen Jahren fragte, ob wir in der Reihe Psychoanalyse im 21. Jahrhundert den Band zur Prävention übernehmen würden, sagten wir spontan zu, denn schließlich hatte eine von uns einen Lehrstuhl für Psychosoziale Prävention und die andere hatte zu Suchtprävention promoviert. Die tatsächliche Ausgestaltung zog sich dann aber hin, da wir immer mehr feststellten, dass wir dieses Buch nicht schnell schreiben können. Prävention psychischer Störungen bezeichnet alle Maßnahmen, die Ersterkrankungen verhindern, bestehende Leiden verbessern, deren Progression oder Rückkehr verzögern und Folgeschäden eindämmen helfen. Aber was ist eine *psychoanalytische* Prävention? Als wir uns einen Überblick über die Literatur verschafften, mussten wir feststellen, dass wir die psychodynamische Prävention psychischer Störungen quasi neu erfinden müssen, da es diese bis dato nicht als ein theoriegestütztes zusammenhängendes Format gibt. Daher wandelte sich der Begriff der psychoanalytischen Prävention schnell zur *psychodynamischen* Prävention, um hier aus einem breiterem Spektrum schöpfen zu können und einen passenden Überbegriff für die vielen Programme zu finden, die sich in den letzten Jahren, besonders inspiriert durch die Bindungs- und Mentalisierungstheorie, entwickelt haben. Eine klassisch psychoanalytische Herangehensweise zeigte sich bei unserer Recherche eher in einem geisteswissenschaftlichen Duktus einer hermeneutischen Tradition des Beschreibens und Verstehens von Einzelbeobachtungen. Diese Haltung ist nicht so einfach mit einem eher pragmatischen und niedrigdosierten Präventionsansatz zu verbinden, der sich zudem oftmals an viele Personen richtet.

Wir werden also hier eine Begründung vorlegen, warum die Prävention psychischer Störungen, die an sich eine relativ junge Disziplin ist, von einer systematisierten psychodynamischen Sichtweise profitieren wird. Als psychodynamische Sicht verstehen wir hier einen Fokus auf Affekte, Beziehungen und Entwicklungsverläufen der Verinnerlichung von affektiven Beziehungserfahrungen. Psychodynamische Prävention bezieht sich daher auf psychosoziale Mechanismen der Entstehung psychischer Störungen einerseits, psychosoziale Dynamiken der Aufrechterhaltung und spezifische Schwierigkeiten der Verhaltensänderung andererseits. All dies kann eine effektive Prävention bereichern, um gezielte Programme mit den richtigen Inhalten, zur richtigen Zeit und in der optimalen Art und Weise an die jeweilige Zielpopulation heranzuführen. Psychodynamische Präventionsprogramme versuchen analog zu psychodynamischen Therapien einerseits psychische Funktionen oder psychische Strukturen zu verbessern, dadurch dass sie z. B. Pflegepersonen, Professionelle oder die Zielpopulation selbst entsprechend unterstützen (Strukturfokus), z. B. Interpretationsfehler im Sinne eines nicht-effektiven Mentalisierens anzugehen. Andererseits geht es um die Inhalte von Vorstellungen über sich selbst und anderen, die von psychodynamischen Präventionsprogrammen adressiert werden und teilweise vom Individuum als konflikthaft erlebt werden (Konfliktfokus). Als dritten Fokus sehen wir die Vermeidung der intergenerationalen Weitergabe von psychischen Problemen, die vorrangig in dysfunktionalen Interaktionen der Eltern-Kind-Beziehung verortet werden. Diesen dritten Schwerpunkt haben wir daher Transmissionsfokus genannt. Alle Fokusse integrieren sowohl das Wissen um Schwellensituationen in der individuellen Entwicklung (Vulnerabilitätsfenster), als auch die Erkenntnis psychischer Abwehrprozesse, die einer Informationsaufnahme und Verhaltensänderung im Wege stehen können. Auch die Bedeutsamkeit von Einsicht in unbewusste oder teilbewusste Prozesse, sowie Beziehungslernen finden in besonderer Weise Berücksichtigung. Alle genannten Aspekte verstehen wir als zentrale Mechanismen der Veränderung im Rahmen psychodynamischer Prävention.

Nach einer Einführung in die Grundideen der Präventionstheorie und einer Verbindung psychodynamischen Denkens mit der Prävention wird es in den Kapiteln vier bis sechs des Buches um konkrete Präventionsansätze und -programme gehen. Wir haben diese unterteilt in universelle, selektive und indizierte Präventionsprogramme. Jedes Programm wird in einer Überblickstabelle zusammengefasst und im weiteren Text hinsichtlich der Kernideen, der konkreten Umsetzung, der bisherigen Evaluierung sowie Verbreitung ausführlicher beschrieben. Damit möchten wir den Leser*innen in diesem Teil des Buches einen kompakten Überblick über die aktuelle Vielfalt psychodynamischer Präventionsansätze geben. Besonders in den Kapiteln zur universellen und selektiven Prävention folgen wir überdies einem Lebensspannenansatz von früher Prävention vor der Geburt bis ins höhere Lebensalter, wobei für das höhere Lebensalter ein deutlicher Mangel an Konzepten und Programmen vorliegt. Wir haben uns bemüht, möglichst viele Programme zu erwähnen, hier ist jedoch kein Anspruch auf Vollständigkeit gegeben, da es uns um die Vielfalt und Breite der Programme ging und nicht um eine komplette Dokumentation, die den Rahmen des Buches gesprengt hätte. Ein Extra-Kapitel haben wir den Professionen der Gesundheitsberufe gewidmet, da diese in stärkerer Weise als andere Berufsgruppen in die Privatsphäre ihrer Klient*innen/Patient*innen eindringen und hier eine besondere Schutzbefohlenheit vorliegt. Auch in der Wahrung von Grenzen und der Reflexion der eigenen Rolle und Gefühle in professionellen Beziehungen (in den psychodynamischen Ansätzen als Übertragung und Gegenübertragung bezeichnet) sehen wir einen bedeutsamen Beitrag psychodynamischer Theorie und Praxis.

Wie sich zeigen wird, leben Präventionsprogramme von Vielfalt, d. h. die meisten Programme sind nicht rein psychodynamisch konzipiert, sondern enthalten Elemente, die auch typisch für Herangehensweisen anderer Theorieansätze und Therapieverfahren sind (z. B. Psychoedukation und Übungen). Wir möchten hier die Auffassung vertreten, dass sich eine integrative Sicht mit den Zielen von Prävention sehr gut vereinbaren lässt und wir auch nicht die Qualität anderer Programme in Frage stellen wollen, die stärker systemisch, humanistisch oder verhaltenstherapeutisch ausgerichtet sind. Es geht uns aber um eine Systematisierung und Erweiterung von Präventionsansätzen durch spezifisch psychodynamische Ideen, die dann auch in andere Programme integriert werden könnten. Da wir uns hier im Rahmen der psychodynamischen Prävention dem entwicklungspsychopathologischen Ansatz verpflichtet sehen, ist ein interdisziplinärer und verfahrensübergreifender Ansatz unseres Erachtens die Zukunft erfolgreicher Prävention.

Der Schwerpunkt der hier vorgestellten Programme liegt auf der Verhaltensprävention und nicht auf der Verhältnisprävention, da die meisten Programme sich eher der Veränderung von Verhalten widmen und weniger der Veränderung von sozialen und gesellschaftlichen Bedingungen. Tatsächlich haben wir nur im Hinblick auf die Prävention von grenzverletzendem Verhalten in den Gesundheitsberufen einen Abschnitt zur Verhältnisprävention eingefügt. In der Vergangenheit haben sich vereinzelt Psychoanalytiker auch an der Verhältnisprävention ausprobiert wie z. B. im Bereich der Architektur (Mitscherlich, 1978). Trotz des Mangels an systematischen Programmen zur Verhältnisprävention im Bereich der psychodynamischen Programme soll dies nicht bedeuten, dass soziale Faktoren für die Entstehung psychischer Erkrankungen unterschätzt werden. Tatsächlich wurden in den letzten Jahren einige ernstzunehmende Versuche unternommen, Organisationen und Teamstrukturen im Bereich der indizierten Prävention reflektierter und adaptiver zu gestalten (z. B. AMBIT, Bevington et al., 2017), die jedoch den Rahmen unserer Übersicht gesprengt hätten.

Bei den Programmen haben wir uns auf diejenigen fokussiert, die eine Verbreitung im deutschsprachigen Raum gefunden haben und daher kann unsere Recherche als eurozentristisch kritisiert werden. Auch hier möchten wir darauf verweisen, dass eine Beschreibung weltweiter Programme den Rahmen unserer Möglichkeiten verlassen und nicht das zentrale Anliegen des Buches betroffen hätte. Das zentrale Anliegen besteht darin, in der psychodynamisch/psychoanalytischen Community für Prävention zu sensibilisieren und den enormen Beitrag psychodynamischer Ansätze zu zeigen. Außerhalb der psychodynamischen Community soll das Buch dazu anregen, psychodynamische Ideen zu berücksichtigen und möglicherweise zu integrieren. Insgesamt geht es uns darum, den Bereich der Prävention psychischer Erkrankungen in eine breitere Öffentlichkeit zu tragen und damit zu stärken.

Wir möchten uns beim Verlag W. Kohlhammer und den Herausgeberinnen und Herausgebern der Reihe Psychoanalyse im 21. Jahrhundert für die Geduld bei der Fertigstellung dieses Buches bedanken. Darüber hinaus danken wir Eric Thanbichler und Dr. Max Zettl für die Unterstützung bei der Recherche und formalen Fertigstellung des Buches.

Svenja Taubner
Corina Aguilar-Raab
Heidelberg, im Sommer 2021

2 Was ist Prävention?

Einführung

In diesem Kapitel findet eine Einführung in die Prävention psychischer Störungen statt sowie eine Darstellung üblicher Klassifikationssysteme von Präventionsprogrammen. Aufgrund der hohen Prävalenz psychischer Erkrankungen in der Weltbevölkerung ergibt sich der deutliche Bedarf präventiver Ansätze, um die Inzidenz psychischer Störungen zu vermindern. Eine besondere Herausforderung erfolgreicher Prävention ist, Menschen zu einer Verhaltensveränderung zu bewegen. Hier können psychodynamische Theorien der Entwicklung und Aufrechterhaltung psychischer Störungen beitragen zu verstehen, warum sich Menschen trotz besseren Wissens nicht nur einmalig, sondern häufig dauerhaft schädlich gegenüber ihrer eigenen psychischen und auch physischen Gesundheit verhalten. Risiko- und Schutzfaktoren müssen dabei auf den Einzelfall abgestimmt berücksichtigt werden, da diese kontext- und personenabhängig unterschiedliche Wirkungen entfalten können.

Lernziele

- Prävention definieren und von Gesundheitsfürsorge abgrenzen können
- Prävention klassifizieren können (Verhaltens- vs. Verhältnisprävention, primär, sekundär und tertiär sowie universelle, selektive und indizierte Prävention)

- Die Bedeutung früher Prävention im Bereich der psychischen Störungen aus den epidemiologischen Daten ableiten können
- Krankheit und Gesundheit als Kontinuum definieren
- Die Komplexität der Entwicklung von Krankheit und Gesundheit erkennen und die daraus abgeleiteten Konsequenzen für die Prävention
- Die Grundgedanken der Entwicklungspsychopathologie kennenlernen

Von dem lateinischen Wort »praevenire« für »zuvorkommen« oder »verhüten« abgeleitet, bedeutet Prävention im Gesundheitswesen, das Auftreten einer Krankheit und den damit einhergehenden Schaden zu verhindern, Risiken einer Krankheit zu reduzieren bzw. den Krankheitsverlauf positiv zu beeinflussen, die Wahrscheinlichkeit für ein Rezidiv zu verringern und negative Folgeerscheinungen zu minimieren. Alle Maßnahmen, die dazu beitragen, werden als Präventionsmaßnahmen bezeichnet. Anders als intuitiv gedacht, sind Prävention und Gesundheitsförderung keine Synonyme: Gesundheitsförderung umfasst alle Maßnahmen, die dazu dienen, die Gesundheit zu erhalten oder zu verbessern (vgl. BZgA, 2018), während präventive Maßnahmen darauf abzielen, die Inzidenz und Prävalenz von Krankheiten einzudämmen (Arrango et al., 2018). Sie setzen somit strategisch an unterschiedlichen Stellen an. Public Health bzw. Bevölkerungsgesundheit ist ein interdisziplinäres Arbeitsfeld und vereint Praxis und Wissenschaft zur Erhaltung der Gesundheit, zur Eindämmung von Krankheit und der Verlängerung des Lebens durch gesellschaftlich-organisierte Bemühungen (Acheson, 1988).

In der Regel wird zwischen Verhältnis- und Verhaltensprävention unterschieden. Verhältnisprävention fokussiert auf den Kontext und strebt an, Rahmenbedingungen zu verändern, so dass die Wahrscheinlichkeit für einen Krankheitsausbruch reduziert wird – beispielweise Maßnahmen, die das Unfallrisiko am Arbeitsplatz minimieren. Verhaltensprävention setzt an den Möglichkeiten einzelner an, das eigene gesundheitliche Verhalten zu steigern bzw. gesundheitsproblematisches Verhalten zu reduzieren oder zu unterlassen beispielweise durch Wissens- und Kompetenzsteigerung und ist somit im Bereich der medizinischen Psychologie anzusiedeln.

Wir werden aus diesem Grund in diesem Band fortführend auf Programme der Verhaltensprävention fokussieren – die Einflussnahme durch Steigerung der Self-Agency ist hierbei entscheidend. Der Begriff Verhaltensprävention mag vor dem Hintergrund eines psychodynamischen Verständnisses missverständlich wirken: Bei psychodynamischen Präventionsansätzen geht es darum, Möglichkeiten der Einflussnahme während wichtiger Veränderungsfenster im Verlauf der Entwicklung zu definieren – etwa die Entwicklung struktureller Aspekte wie die Bindungs- oder Mentalisierungsfähigkeit zu unterstützen und dies mithilfe psychodynamischer Techniken der Beziehungs- und Aufdeckungsarbeit. Auch sollen Transmissionen dysfunktionaler Prozesse unterbrochen und gleichzeitig Kinder, Jugendliche wie auch Erwachsene darin befähigt werden, mit den intrapsychischen dynamischen (teils konfligierenden) Wirkkräften günstig(er) umgehen zu können. Das interventive Einwirken auf Beziehungsprozesse zwischen Eltern, Lehrer*innen und anderen Fachexpert*innen und Kindern wird nicht etwa vordergründig psychoedukativ im Sinne von Informationsvermittlung umgesetzt, sondern mithilfe von Übertragungs- und Gegenübertragungsprozessen und der Spiegelung, Deutung etc. von Affekten (Affektwahrnehmung, Affektdifferenzierung etc.).

Kommen wir noch einmal zurück zur allgemeinen Definition von Prävention. Gemäß dem Zeitpunkt des Einsatzes einer Präventionsmaßnahme wird häufig zwischen Primär-, Sekundär- und Tertiärprävention unterschieden (Caplan, 1964). Diese Einteilung folgt der Idee, (1) Krankheiten vor ihrem ersten Auftreten in der Allgemeinbevölkerung vorzubeugen wie etwa bei Impfungen der Fall, (2) bei vorliegenden Risikofaktoren bzw. bei definierten Risikogruppen durch beispielweise Früherkennung frühe, symptomfreie Stadien einer Krankheit zu detektieren z. B. Gebährmutterhalskrebs-Screening bei Frauen ab 35 mittels eines Tests auf humane Papillomviren, oder (3) der Abwendung einer Verschlechterung, Chronifizierung bzw. Behinderung einer manifest gewordenen Krankheit durch wirksame Therapie und Rehabilitation wie z. B. Sportgruppenangebote für Herzinfarktpatienten.

Eine aktuellere Einteilung unterschiedlicher Präventionsmaßnahmen bezieht sich auf definierte Zielgruppen und dem jeweils verbundenen Risiko, eine Krankheit zu bekommen bzw. durch eine solche geschädigt zu werden (Gordon, 1983). Hier setzt präventives Handeln ein, bevor es zur Krankheit kommt: (1) universelle, (2) selektive und (3) indizierte Prävention. Am Beispiel der Drogenprävention wird im Folgenden die Einteilung verdeutlicht: universelle Maßnahmen wie »keine Macht den Drogen« setzen als Kampagne bei gesunden Personen der Allgemeinbevölkerung an. Maßnahmen für Jugendliche suchtkranker Eltern bzw. für solche, die eine höhere Wahrscheinlichkeit aufweisen, eine Abhängigkeit zu entwickeln, gehören zur Gruppe selektiver Maßnahmen. Indizierte Maßnahmen kommen dann zum Einsatz, wenn bereits ein problematisches Konsummuster und erste Symptome aufgetreten sind, ohne jedoch das Vollbild einer Abhängigkeit zu erfüllen (vgl. Bühler, 2009).

2.1 Der Bedarf an Prävention bei psychischen Störungen

Psychische Störungen sind allgegenwärtig, viele Menschen sind direkt oder indirekt betroffen: Es erkranken rund 29.2% der Weltbevölkerung mindestens einmal im Verlauf ihres Lebens an einer psychischen Störung (einer Metaanalyse zufolge basierend auf 85 epidemiologischen Studien aus 63 Ländern, siehe Steel et al., 2014). In der Europäischen Union sind jährlich 164,8 Millionen Menschen betroffen (Wittchen et al., 2011), in Deutschland sind es 17,8 Millionen – das sind rund 28 % der erwachsenen Bevölkerung (Jacobi et al., 2014). Am häufigsten sind Angststörungen, Depressionen und Abhängigkeitserkrankungen verbreitet. Viele der bestehenden Leiden werden allerdings nicht diagnostiziert oder gar angemessen behandelt – nur jeder Fünfte begibt sich überhaupt in Behandlung (DGPPN, 2018), was zu Verschlechterung des allgemeinen Gesundheitszustandes und zu Chronifizierungen führen kann. Auch die Lebenserwartung ist bei schweren psychischen Erkrankungen deutlich eingeschränkt (DGPPN, 2018). Darüber hinaus ist aufgrund der wechselseitigen Beziehung meist auch die körperliche Gesundheit durch psychische Probleme beeinträchtigt, wie auch körperliche Erkrankungen nicht selten mit psychischen Beeinträchtigungen einhergehen. Kinder und Jugendliche sind ebenso bedenklich häufig betroffen: in Deutschland liegt die Prävalenz bei mindestens 10% (Ravens-Sieberer et al., 2015), weltweit wird sie bis zu 20% geschätzt (Kieling et al., 2011). Auch hier sind Angststörungen, Depressionen, außerdem Störungen des Sozialverhaltens und hyperkinetische Störungen vertreten. Dies ist allein schon deshalb relevant zu bedenken, da davon ausgegangen wird, dass rund die Hälfte der weltweit betroffenen Erwachsenen bereits an psychischen Symptomen in der Jugend litt (Fuchs & Karwautz, 2017).

Der Schaden, der durch psychische Erkrankungen entsteht, geht weit über den individuellen hinaus und wird von der WHO als »Burden« bezeichnet: neben den Beeinträchtigungen im direkten sozialen – privaten wie beruflichen – Umfeld des Betroffenen entstehen erhebliche Kosten durch krankheitsbedingte Fehltage am Arbeitsplatz (die durchschnittlich deutlich höher liegen als bei anderen Erkrankungen), geringere Produktivität sowie Inanspruchnahme von (wiederholten) Gesundheitsleistungen. Darüber hinaus sind psychische Störungen der häufigste Grund für Frühberentungen. Laut Statista ist die Zahl der Diagnosen seit 2006 kontinuierlich gestiegen, teils mit Angaben einer 50%igen Zunahme von Krankschreibungen aufgrund psychischer Beschwerden – was allerdings nicht auf einen allgemeinen Anstieg an psychischen Störungen zurückzuführen ist (DGPPN, 2018). Laut dem BKK Gesundheitsreport (2018) sind psychische Störungen mittlerweile der zweithäufigste Grund für Krankschreibungen oder Attestierungen für Arbeitsunfähigkeit.

Allein 2017 wurden in Deutschland insgesamt 1,21 Millionen Menschen mit einer Diagnose einer psychischen Erkrankung (F-Diagnose im ICD-10) vollstationär behandelt (Radtke, 2018). Laut statistischem Bundesamt (2017) lagen 2015 die Ausgaben für Behandlungen psychischer Störungen bei 44,4 Milliarden Euro (13,1%), das ist der zweitgrößte Kostenfaktor direkt nach dem Spitzenreiter der Herz-Kreislauferkrankungen. Ferner spiegelt sich in den zunehmend steigenden Produktionsausfallkosten der krankheitsbedingte Arbeitsausfall wider, sie lagen 2016 bereits bei 12,2 Milliarden Euro (BAuA, 2017). Nach einem gemeinsamen Bericht der Organisation for Economic Cooperation and Development

(OECD, 2018) und der Europäischen Kommission von 2018 wendet Deutschland ca. 4.8% seines Bruttoinlandproduktes für die wirtschaftlichen Kosten infolge psychischer Störungen auf (darunter geringere Produktivität; Ausfall aufgrund weniger Beschäftigungsquoten; Ausgaben für Sozialversicherungsprogramme; direkte Ausgaben der Gesundheitsversorgung).

Trotz einer Vielfalt an Therapieangeboten und gestiegener Behandlungsangebote in den letzten Jahrzehnten konnten die Fallzahlen insgesamt nicht maßgeblich reduziert werden (Jorm et al., 2017). Anstatt psychische Störungen zu behandeln, wenn sie bereits manifest geworden sind, besteht die Möglichkeit, sie in einem früheren Stadium abzuwenden bzw. negative Verläufe oder Folgeerscheinungen zu minimieren. Obwohl eine frühzeitige positive Einflussnahme in Form verschiedener Präventionsprogramme vielversprechende Ergebnisse liefert und zu erheblichen Kosteneinsparungen beiträgt, werden sie immer noch zu wenig berücksichtigt – womöglich gar unterschätzt (WHO, 2004). Die OECD schlussfolgert daher, dringend mehr in Prävention und Gesundheitsförderung zu investieren – vor allem bei Kindern und Jugendlichen in Schulen, sowie spezifisch am Arbeitsplatz oder bei speziell gefährdeten Gruppen wie bei Arbeitslosen oder älteren Menschen anzusetzen. Inhaltlich sollten Präventionsprogramme das aktuelle Wissen bezüglich der Entstehung und Aufrechterhaltung psychischer Störungen nutzen. Das Wissen um die reziproke Wechselwirkung von Risiko- und Protektivfaktoren sowie von ätiopathogenetischen Prozessen psychischer Störungen eröffnet die Chance, präventiv einzuwirken und leidvolle Erfahrung mit Krankheitswert frühzeitig einzudämmen.

2.2 Krankheit und Gesundheit als Pole eines Kontinuums

Bevor wir das Thema Prävention genauer unter die Lupe nehmen, sollten die Begriffe Krankheit und Gesundheit kurz beleuchtet werden. Obwohl während des diagnostischen Prozesses die An- oder Abwesenheit von Symptomen zu einer Entscheidung für oder gegen eine spezifische Diagnose gestellt und damit über »gesund« und »krank« quasi dichotom entschieden wird, können Gesundheit und Krankheit als zwei Pole eines Kontinuums aufgefasst werden, insbesondere im Hinblick auf die subjektive Perspektive. Im Kontext psychischer Störungen geht es um die quantitative Abweichung vom Normbereich bzw. um extreme Ausprägungen bestimmter Erlebens- oder Verhaltensweisen – beispielsweise ängstlich zu sein, macht noch lange keine Angststörung aus. Dies kann sich ändern, nimmt die Angst im Sinne von Intensität, Dauer und Frequenz zu oder ist bezogen auf eine spezifische Situation inadäquat.

Gesundheit ist ein hohes persönliches Kapital. Heutzutage ist die Mehrheit der Menschen bereit, vergleichsweise viel in ihre Gesundheit zu investieren und verschiedene zeitliche, ökonomische und andere Ressourcen dafür zu nutzen. Es erscheint offenkundig, dass Gesundheit über die Abwesenheit von Krankheit hinausgeht. Die Weltgesundheitsorganisation definiert Gesundheit »als einen Zustand vollständigen körperlichen, seelischen und sozialen Wohlbefindens und nicht nur das Freisein von Krankheit und Gebrechen« (WHO, 1948). Nichts desto trotz gehören aversive, unangenehme emotionale oder kognitive Zustände zu alltäglichen Erfahrungen eines gesunden Menschen. Psychodynamische Ansätze liefern hier eine wichtige Perspektivenerweiterung. Es geht nicht darum, zwischen den Polen von Krankheit und Gesundheit zu verschwimmen, sondern eine Flexibilisierung – ganz gemäß eines Kontinuums – nahe zu legen: Der Umgang mit herausfordernden Situationen im Leben ist durch interpersonelle Rahmenbedingungen wie prägende Beziehungserfahrungen und intrapsychische Ausstattungen die psychische Struktur betreffend bedingt und vollzieht sich in einem dynamischen Prozess, der zwischen in Intensität über Lebensphasen hinweg fluktuierenden subjektiven Leidensdruck bis hin zu Symptomen mit Krankheitswert oszillieren kann. Sowohl die Beziehungsfähigkeit als auch die Kompetenz, mit dynamischen Wirkkräften der eigenen Psyche umgehen zu können, spielen für alle Menschen eine entscheidende Rolle und werden zuweilen stärker oder schwächer herausgefordert sein. Gesundheit – genauso wie Dysfunktionalität und Störung auch – ist daher ein dynamischer Prozess, kein Zustand. Unwohlsein, Aversion, negative Affekte und Kognitionen als grundlegende Unlusterfahrungen sind unweigerlich mit dem menschlichen Dasein verbunden und Teil gesunder Entwicklung. Daher erscheint es plausibel, Techniken oder Interventionen einzusetzen, welche die Entwicklung von Störungen eindämmen und aus der psychodynamischen Perspektive gesprochen, möglichst früh im Leben ansetzen, um einen positiven Einfluss auf wichtige Entwicklungsschritte nehmen zu können, die ein Individuum robust im Hinblick auf aversive Erfahrungen machen. Ein Gegenstand psychodynamischer Prävention bezieht sich daher nicht auf absolute, sondern auf relative Zustände zwischen Gesundheit und Krankheit. Aufgrund der stark interpersonellen Ausrichtungen psychodynamischer Theorien der Entwicklung und Krankheitsentstehung richten sich psychodynamische Ansätze besonders auf frühe prägende Beziehungserfahrungen.

2.3 Modelle des Gesundheitsverhaltens

In einer Vielzahl von Modellen zu gesundheitsrelevanten Verhalten werden kontinuierliche von Stufen- bzw. Stadienmodellen differenziert: Einerseits wird versucht zu erklären, wie gesundheitsrelevante Verhaltensweisen stetig zunehmen (vgl. Health-Belief Modell; Modell des geplanten Verhaltens; Modell der Selbstwirksamkeitserwartung; Theorie der Schutzmotivation etc.), andererseits werden verschiedene Motivationsstufen beleuchtet, die in gesteigertem Gesundheitsverhalten münden (vgl. Transtheoretisches Modell der Verhaltensänderung; Prozessmodell präventiven Handelns; Prozessmodell gesundheitlichen Handelns). Die größte Schwierigkeit kontinuierlicher Modelle besteht darin, dass sie es nicht vermögen, die Lücke zwischen Intention und Verhalten zu berücksichtigen bzw. zu erklären. Ein Raucher setzt trotz des Wissens über die Risiken das Rauchen fort. Hier kommen Aspekte ins Spiel, die schon lange im psychodynamischen Kontext als entscheidend aufgedeckt wurden: unbewusste, dynamische psychische (Konflikt-)Prozesse und

Abwehrmechanismen, die in enger Verbindung verschiedener motivationaler Faktoren stehen. Wichtiger Ausgangspunkt psychodynamischer Theorien ist die affektive Einsicht in den Problemkontext bzw. eigene problematische Verhaltensweisen.

2.4 Reichweite von Prävention am Beispiel Deutschland

In Deutschland sollen seit 2015 – mit Inkrafttreten des Gesetzes zur Stärkung der Gesundheitsförderung und Prävention (Präventionsgesetz – PrävG) – Maßnahmen zur Prävention und Gesundheitsförderung unterstützt und gewährleistet werden. Eine vereinbarte, gemeinsame nationale Strategie von Bund, Ländern und Kommunen soll über eine enge Zusammenarbeit von sowohl gesetzlichen und privaten Krankenversicherungen als auch von Renten-, Unfall- und sozialer Pflegeversicherungen gewährleistet werden. Ziel ist es, Ungleichheiten die Gesundheit betreffend, die beispielweise durch das Geschlecht oder soziale bzw. sozioökonomische Faktoren zustande kommen, zu minimieren, aber auch insgesamt präventive Programme zu fördern und deren Qualität jeweils zu sichern. Hierzu gehört auch schwerpunktmäßig Risikofaktoren aufzudecken und daran anknüpfend gezielte Präventionsmaßnahmen einzusetzen, um früh gegen die Entwicklung von Krankheiten vorzugehen. Kostenträger sind die gesetzlichen Kranken- und Pflegeversicherungen – die sich jährlich mit 500 Mio. Euro mit Angeboten und entsprechenden Leistungen einsetzen sollen (entspricht ungefähr 7 Euro pro Versicherten). Besondere Settings wie Kitas, Schulen und Betriebe sollen durch anteilige Investitionen in Höhe von fast 300 Mio. Euro jährlich besonders profitieren (GKV Spitzenverband, 2018).

2018 wurden insgesamt 544 Mio. Euro für Prävention und Gesundheitsförderung durch die Krankenkassen investiert (u. a. betriebliche Gesundheitsförderung; individuelle Präventionskurse etc.). Insgesamt wurden rund 8 Mio. Menschen direkt erreicht, mit teils großen Geschlechterunterschieden in der Inanspruchnahme der Leistungen. Im individuellen Förderbereich waren 81% der Kursteilnehmer*innen Frauen, während im Kontext der betrieblichen Gesundheitsförderung 61% der Teilnehmer*innen Männer waren (Bauer et al., 2019). Die Förderungen in den Lebenswelten bezog sich vor allem auf Kitas und Schulen mit einem ausgewogenen Geschlechteranteil. Bei der inhaltlichen Ausrichtung der Präventionsmaßnahmen in Lebenswelten standen Interventionen zur Stärkung psychischer Ressourcen an dritter Stelle und solche zur Stressreduktion und Entspannung an vierter Stelle – direkt nach den Spitzenreitern Bewegung und Ernährung – was insgesamt über die Hälfte der Maßnahmen ausmachte. Auch in der betrieblichen Gesundheitsförderung sind Stressbewältigung und Ressourcenstärkung weit vorn. Die Erfolge dieser Maßnahmen spiegeln sich u. a. in durchschnittlich zwei Drittel zufriedenen Teilnehmer*innen wider. Die Prävention psychischer Störungen schlägt sich also darin nieder, Menschen darin zu befähigen, besser mit verschiedenen Herausforderungen des Lebens und auch mit unterschiedlichen Stressoren umgehen zu können, in dem sie in ihren psychischen Ressourcen gestärkt werden. Psychodynamisch übersetzt bedeutet dies, sie in ihren strukturellen Fähigkeiten zu unterstützen und sie in die Lage zu versetzen, tägliche Anforderungen funktional bewältigen zu können.

Die Gesetzesinitiative scheint über die letzten fünf Jahre hinweg Wirkung zu zeigen. Trotz dieser positiven Entwicklung übersteigen die Ausgaben für kurative aber immer noch die für präventive Interventionen. Dies verdeutlicht möglicherweise das aktuelle Unvermögen, dysfunktionale Entwicklungen zu stoppen, oder ein mangelndes Vertrauen in die Prävention. Denn die wissenschaftliche Evidenzermittlung der eingesetzten Programme steckt noch in den Anfängen, was nicht zuletzt durch die Komplexität von Einflussfaktoren in dem dynamischen Wechselwirkungsgefüge von Person und Umwelt-Interaktion bedingt wird.

Vor diesem Hintergrund wird die Bedeutsamkeit psychodynamischer Präventionsprogramme erkennbar: Einerseits werden bereits eine Vielzahl etablierter und breit gefächerter psychodynamischer Programme eingesetzt, die z. T. auch im Hinblick auf ihre Wirksamkeit erprobt sind; andererseits liefern diese nicht nur einen nachhaltigen Beitrag entwicklungsförderlicher intrapsychischer und interpersoneller Aspekte, sondern adressieren die psychischen Grundmechanismen, die für eine gesundheitsförderliche Persönlichkeit unabdingbar sind. Psychodynamische Ansätze betonen die Verquickung interpersoneller und intrapsychischer Funktionsprinzipien während des Entwicklungsverlaufs, die ein Individuum vor der Entstehung psychischer Störungen schützen können, auf die im Folgenden eingegangen wird.

2.5 Entwicklungspsychopathologie und Prävention

Im Unterschied zur Entwicklungspsychologie geht es bei der Entwicklungspsychopathologie um die Kontrastierung von auffälligen im Vergleich zu »normalen« Entwicklungslinien. Fokus ist die Entstehung und der Verlauf psychischer Störungen, um aus den detektierten Ursachen sowie Risiko- und Protektivfaktoren Erklärungsansätze, diagnostische und prognostische sowie kurative Schritte abzuleiten.

Im Verlauf der Entwicklung werden verschiedene Risiko- und Protektivfaktoren (RPF) – wir gehen später nochmals genauer auf diese Begrifflichkeiten ein – manifest, die immer in einem jeweiligen zeitlichen, situationellen Kontext verstanden und interpretiert werden müssen. Eine bestimmte Einflussgröße führt nicht deterministisch und in linearer Weise zu einem bestimmten Outcome. Der zugrundeliegende Prozess ist hoch komplex und dynamisch. Umso mehr lohnt es sich, Schwellensituationen im ontogenetischen Entwicklungsverlauf von Individuen zu betrachten. Immer dann, wenn ein Mensch vor einer besonders herausfordernden Anpassungs- und Bewältigungsleistung steht oder sich sensible und wichtige Veränderungen im Rahmen seiner Entwicklung vollziehen, läuft er Gefahr, mittel- oder längerfristig Schaden zu nehmen, sofern kein adäquater Umgang gelingt. Insbesondere die vulnerablen Phasen mit Beginn in der peri- und postnatalen Zeit, der frühen Kindheit, über die Adoleszenz bis zum jungen Erwachsenenalter hinaus verdienen besonderes Augenmerk, da die Folgen schwer wiegen können. Umgekehrt liegt insbesondere hier eine große Chance, positive nachhaltige Veränderungen durch effektive Interventionen zu erzielen. Typische sensible Lebens- und Entwicklungsphasen erhöhen die Wahrscheinlichkeit, das Risiko- aber auch Protektivfaktoren besonders greifen – ein wichtiger Ansatzpunkt für die Prävention.

2.5.1 Risiko- und Protektivfaktoren (RPF)

Wie können wir am besten die Risiken einzelner oder bestimmter, definierter Subgruppen, an einer Störung zu erkranken, einschätzen, um so begründete prognostische Aussagen treffen und gezielte Maßnahme einleiten zu können? Eine hilfreiche Antwort liefern Risiko- und Protektivfaktoren (RPF). Risikofaktoren erhöhen die Wahrscheinlichkeit eine Krankheit oder Störung zu erleiden. Risikofaktoren können differenziert werden in Risikoindikatoren und kausale Risikofaktoren. Risikoindikatoren werden auch als Marker bezeichnet und sind im Prozess, der zu einem erhöhten Erkrankungsrisiko führt, beteiligt, nicht aber in kausaler Weise. Beispielsweise ist das Risiko, eine drogeninduzierte Psychose zu entwickeln, dann erhöht, wenn ein junger Erwachsener der Party-Technoszene angehört und regelmäßig »feiern geht«. Dies ist jedoch kein kausaler Risikofaktor, lediglich ein Indikator – da mit dieser Subgruppenzugehörigkeit die Wahrscheinlichkeit für multiplen illegalen Substanzkonsum erhöht ist, was wiederum einen kausalen Risikofaktor in diesem Beispiel darstellt. Mit den Indikatoren haben wir die Möglichkeit, prognostische Informationen zu erhalten und entsprechende Aussagen oder Handlungsempfehlungen treffen zu können. Ein anderes Beispiel wären etwa Tumormarker, die Informationen über den Verlauf der Krebserkrankung liefern, den Tumor aber nicht kausal verursachen.

Protektivfaktoren – auch Schutzfaktoren genannt – werden demgegenüber als Faktoren definiert, die das Risiko für eine Störung oder Krankheit minimieren und Gesundheit begünstigen. Sie sind nicht zwangsläufig Gegenläufer zu Risikofaktoren. Folgt man einem qualitativen Verständnis von RPF, so sind Risikofaktoren stets potentiell vorhanden, während Protektivfaktoren erst im Angesicht potenter Risikofaktoren offenkundig werden (vgl. Uhl, 2002). Erst bei vorhandenem HIV wird z. B. die Nutzung eines Kondoms zu einem Protektivfaktor. Protektivfaktoren sind daher unweigerlich mit einer hohen (oder höheren) Widerstandsfähigkeit (Resilienz) bzw. einer niedrigen (niedrigeren) Vulnerabilität verknüpft. Die Assoziation von Resilienz und Vulnerabilitäten zu wirksamen Protektivfaktoren ist jedoch häufig nicht eindeutig. Daher erscheint eine quantitative Interpretation von RPF pragmatischer. Hier werden diese dann zu Gegenspielern: Die Anwesenheit des einen bedingt die Abwesenheit des anderen. Eine vorhandene hohe Beziehungsqualität zwischen Eltern und Kind ist ein Protektivfaktor und ist gleichbedeutend mit der Abwesenheit einer niedrigen Beziehungsqualität im Sinne eines Risikofaktors. Darüber hinaus lassen sich Protektivfaktoren als Ressourcen verstehen, die im Angesicht von Risikofaktoren zu günstigeren Bewältigungs- und Umgangsformen führen können. Die Integration einer sowohl quantitativen als auch qualitativen Sicht von RPF erscheint sinnvoll und zielführend. Mit dem Aufkommen eines biopsychosozialen Modells psychischer Störungen lässt sich aufzeigen, wie beispielweise biologische – etwa genetische Vulnerabilitäten als Risikofaktoren – psychosoziale Ressourcen wie z. B. elterliche Empathie als Protektivfaktor gegenüberstehen.

Allerdings ist es wichtig zu berücksichtigen, dass sich die Kausalität nicht eindeutig herleiten oder einfach nachzuvollziehen lässt, da es sich sowohl bei den Ursachen als auch bei der Entstehung von Störungen um einen multikausalen und komplexen dynamischen Prozess handelt, der aus dem Zusammenwirken verschiedener Risikoindikatoren, kausaler Risikofaktoren und Protektivfaktoren und anderer Rahmenbedingungen besteht. Greifen Präventionsmaßnahmen, so verringert sich einerseits die Wahrscheinlichkeit, Risikofaktoren ausgesetzt zu sein bzw. dämmt die damit einhergehenden, schädlichen Effekte ein. Andererseits wird die Wahrscheinlichkeit für das Greifen von Schutzfaktoren erhöht. Der Rückgriff auf psychische Ressourcen ermöglicht einen flexibleren, adaptiven Umgang mit Herausforderungen bzw. mit verschiedenen negativen Einflussfaktoren. Wirksame Präventionsprogramme adressieren in der Regel mehrere RPFs und führen damit zu einer höheren Effektivität. Der Begriff Resilienz, der eine Widerstandskraft im Angesicht widriger Umstände umschreibt und zu intrapsychischen Ressourcen gehört

Tab. 2.1: Risiko- bzw. Protektivfaktoren nach Bereichen geordnet und anhand psychischer Störungen verdeutlicht

	Risiko- bzw. Protektivfaktoren (je nach Ausprägung/Intensität/Frequenz/Gesamtgefüge)	Risiko- bzw. Protektivfaktoren in den ersten Lebensjahren für die Entwicklung psychische Störungen
biologisch	Biologische bzw. somatische An- bzw. Auffälligkeiten jeder Art (Epi-/Genetik, Stress-, Immun- oder Hormonsystem betreffend; Hirnphysiologische oder Herz-Kreislauf-bedingte Prozesse betreffend etc.)	Positive Familienanamnese für eine psychische Störung; Infektionen während der Schwangerschaft; Frühgeburt; Komplikationen während der Entbindung; Nährstoffmangel; schädliches, mütterliches Gesundheitsverhalten; Schädel-/Hirntraumata; Krankheiten
intrapersonell	Überzeugungen, persönliche Werte, Persönlichkeitseigenschaften (internale Kontrollüberzeugungen; Selbstwirksamkeit; dispositioneller Optimismus; Hardiness bzw. Robustheit; Kohärenzsinn mit Verstehbarkeit, Bewältigbarkeit und Sinnhaftigkeit; soziale Kompetenzen; affektiv/emotionale Zustände etc.	Niedrige Selbstwirksamkeit, Kohärenzsinn, ungünstige Kontrollüberzeugungen, geringe Robustheit und Optimismus etc.
interpersonell	Soziale Integration; soziale Unterstützung; Beziehungsqualität; soziale Interaktionen; familiäre Kohäsion; soziales Milieu/Umfeld etc.	Perinatale Depression, elterliche Vernachlässigung, Misshandlung, Missbrauch, psychische Erkrankung der Eltern
soziokulturell, umgebungsbezogen	Medien, aktuelle gesellschaftliche Meinungsbildung; strafrechtliche Aspekte (Sanktionen etc.), Stressoren/Belastungsfaktoren, u. a.	Mobbing, Misshandlung, Missbrauch, Immigration, gefährliches Wohnumfeld, Stigmatisierung etc.

bzw. als ein dynamischer Protektivfaktor verstanden werden kann, gewinnt daher nicht nur in der gesundheitspsychologischen Forschung, sondern auch für ein psychodynamischen Verständnis von Prävention an Bedeutung. Wir können nicht nur retrospektiv vom Ausgangspunkt einer Störung her untersuchen, was im Laufe der frühen Biographie und früher Beziehungserfahrungen dazu geführt haben mag, dass Entwicklungsaufgaben nicht funktional oder adäquat beantwortet werden konnten. Wir können umgekehrt von Seiten einer entwicklungspsychologischen Perspektive sensible Phasen aufspüren, die besonders unterstützt werden sollten bzw. besonders vor möglichen negativen Einflussfaktoren zu schützen sind, um die Wahrscheinlichkeit einer misslingenden Bewältigung abzuwenden.

Im Rahmen der Entwicklungspsychopathologie wird vor allem auf das wechselseitige Zusammenspiel von »gesunder« und »pathologischer« Entwicklung fokussiert. Hierbei liefert eine evolutionäre Perspektive eine sinnvolle Grundlage, um das gesamte Spektrum schwieriger Verläufe und Zustände von angepasster Funktionsfähigkeit, die u. a. auch ungünstige Mechanismen beinhalten können, ohne jedoch das Vollbild einer Störung auszumachen, bis hin zu unangepassten, schädlichen Funktionsstörungen beschreiben oder ggf. erklären zu können. Besonders interessant erscheint die Tatsache der Multifinalität, in dem Sinne, als dass einzelne Faktoren verbunden mit risikoreichen Strategien bei einigen Menschen zu positiven und bei anderen zu negativen Entwicklungsverläufen führen. Dies bedeutet u. a., dass bestimmte Variablen je nach Rahmenbedingungen und Person als Risiko- oder als Protektivfaktoren Einfluss nehmen können – beispielweise kann eine erhöhte Reaktivität in Abhängigkeit vom Phänotyp ein Risiko- oder Schutzfaktor sein (z. B. wird ein sensibler Phänotyp von einer erhöhten Reaktivität profitieren). Weiter ist es möglich, dass einige, vermeintlich definierte Risikofaktoren für die Entstehung bestimmter Erkrankungen jedoch bei einer bestimmten Person vor (möglicherweise sogar schwereren) Erkrankungen schützen können. Umgekehrt führen Schutzfaktoren allgemein zu einer schwächeren oder weniger aktiven Abwehr- und Verteidigungsfunktion und können so unter bestimmten Umständen sogar dazu beitragen, schweren Bedrohungen ungeschützt(er) ausgesetzt zu sein. Dies ist sehr wichtig zu beachten, da sich dies konträr zu unserem intuitiven Verständnis von Risiko- und Protektivfaktoren verhält. Hier gibt es eine gewisse Parallele zu dem Ansatz der Funktionalität von Symptomen in psychodynamischen Ansätzen. Eine maladaptive Strategie ist in der Regel ein Anpassungsversuch, der womöglich kurzfristig sinnvoll ist und die Funktionsfähigkeit bis zu einem gewissen Grad gewährleistet. Mit zunehmender Kontinuität und Beibehaltung einer solchen Strategie kann es jedoch zu Symptomentwicklung bis hin zur Ausprägung von Störungen kommen – die adaptive Funktionalität kippt dann ggf. in eine maladaptive Dysfunktionalität.

2.5.2 Evolutionsbiologische Sichtweisen der Entwicklungspsychopathologie

Mit dem psychischen Gesundheitsmodell der Entwicklungspsychopathologie verbunden geht das Verständnis einher, dass Kinder sich vor allem vor dem Hintergrund einer supportiven und ressourcenreichen Umgebung »gut« entwickeln. Hierzu gehören neben einer engen, guten und fürsorglichen Bindung an die Eltern auch ein prosoziales, fürsorgliches Schulumfeld. Hingegen ist der Entwicklungsverlauf dann von Schwierigkeiten, Dysfunktionen und Störungen gekennzeichnet, ist das Kind einem ressourcenarmen, unverbundenen oder desorganisierten, feindseligen, konfliktreichen und delinquenten familiären und schulischen Umfeld ausgesetzt.

Aus evolutionsbiologischer Sicht ist es von Interesse zu hinterfragen, welche Überlebensstrategien einzelner Individuen oder auch ganzer sozialer Gruppen erfolgreich sind und damit weitergegeben werden bzw. sich damit reproduzieren. Dabei spielen folgende Faktoren eine besondere Rolle: Die Beibehaltung einer Strategie hängt von den Kosten bzw. Nutzen ab, die sie fordern bzw. abwerfen. Dabei geht es um wirtschaftliche, soziale und physische Faktoren der Umwelt. Dies führt dazu, dass die Strategie-Aufrechterhaltung in hohem Maße kontextabhängig ist. Weiter ist der Erfolg einer Strategie an den Zustand und die Ausstattung des Individuums gekoppelt – und zwar in Relation zu anderen Individuen (Konkurrenzfähigkeit). Hier ist außerdem das Geschlecht ein wichtiger Faktor für die Verfügbarkeit spezifischer Strategien, der damit verbundenen Kosten und Vorzüge (Individuumsabhängigkeit). Diese Darstellung folgt einer übergeordneten, biologisch begründeten evolutionären Perspektive, die u. a. das Überleben von Individuen in sozialen Gefügen bzw. von bestimmten Spezies beleuchtet. Auf ein psychodynamisches Grundverständnis übertragen könnte dies als ein psychisches Überleben in sozialen Beziehungen verstanden werden: Auch hier werden psychische Kosten und Nutzen gegeneinander abgewogen. Die Entwicklung einer Persönlichkeit vollzieht sich immer reziprok aus Beziehungsinteraktionen heraus. Eine Anpassung kann unterschiedliche Wege nehmen. Entweder erfolgt eine Anpassung an dysfunktionale soziale Umwelten oder es geschieht ein neurotischer Bewältigungsversuch im Hinblick auf konflikthafte Beziehungskonstellationen – dies in Abhängigkeit der jeweiligen psychischen Abwehrprozesse, welche die Bewältigung der jeweiligen Ängste oder Wünsche vermitteln. Diese bewussten und unbewussten psychischen Prozesse sind unweigerlich mit dem sozialen Gefüge verknüpft – auch hier trifft die Kontextabhängigkeit in besonderem Maße zu – inklusive der familiären Positionen und Rollengefüge.

Es bestehen individuelle Unterschiede in der Weise, wie Menschen physiologisch ausgestattet sind, wie sie sich wachstumsmäßig entwickeln und verhalten. Entwicklungsverläufe sind dabei vor dem Hintergrund eines bestimmten lebensgeschichtlichen Verlaufs bedingt anpassungsfähig aufgrund der adaptiven Plastizität. Ungünstige Rahmenbedingungen führen nicht unweigerlich zu Dysfunktionalität und Störungen, sondern erst einmal urteilsfrei zu »alternativen« Anpassungsstrategien (vgl. Funktion des Symptoms). Belastende Umgebungsfaktoren beeinträchtigen den Entwicklungsverlauf nicht zwangsläufig in signifikanter Weise. Stattdessen führen Belastungen und Stress zu Strategien, die auch unter ebendiesen widrigen Umständen adaptiv sind – wenngleich sie sich dennoch langfristig als nachteilig auswirken können wie beispielweise bei der Entwicklung eines unsicher-gebundenen Bindungsstils als Reaktion auf »riskante« Umgebungsfaktoren. Lebensgeschichtlich bedeutsam ist die Verfügbarkeit von Ressourcen (bzw. Ressourcenknappheit), das allgemeine Erkrankungs- oder Sterblichkeitsrisiko (Gefahr) sowie der Grad an Unvorhersehbarkeit (bzw. Unberechenbarkeit). Ob sich Umweltfaktoren »positiv« oder »negativ« auswirken, definiert sich anhand der Auswirkung auf die Passung zwischen Individuum und Umwelt.

Interessant erscheint der Nachweis, dass Dreh- und Angelpunkt vor allem die Anfälligkeit für Umwelteinflüsse i. S. eines Traits ist (siehe auch die Ausführungen zum Konzept der differential susceptibility perspective[1] z. B. in Cicchetti (2016) als Spezialfall der oben erwähnten angepassten und entwicklungsbedingten Plastizität) und zwar valenzunspezifisch: In Abhängigkeit davon, ob ein Individuum anfälliger ist, auf Umweltreize zu reagieren, wird auch die Reaktionsfähigkeit erhöht sein und zwar sowohl auf Stressoren und negative Einflüsse als auch auf unterstützende Umweltfaktoren. Übersetzt heißt das auch, dass Personen, die besonders durch ungünstige Einflüsse geschädigt werden, auch diejenigen sind, die besonders von günstigen Einflüssen profitieren können. Kinder beispielweise, die in einem Elternhaus mit alkoholabhängigem Vater und emotional-instabiler Mutter aufwachsen, können im Unterschied zu Kindern mit einem unauffälligen Elternhaus deutlich stärker davon profitieren, wenn in der Schule und Nachmittagsbetreuung bzw. durch erweiterte Bezugspersonen wiederkehrende positive Beziehungserfahrungen internalisiert werden können – als Ressourcenaufbau auch für den späteren Entwicklungsverlauf. Kinder aus intakten Familienstrukturen profitieren an dieser Stelle vermutlich vergleichsweise weniger maßgeblich. In der Literatur wird zur Erläuterung dieser Hypothesen metaphorisch von Orchideen- oder Löwenzahnkindern gesprochen. So sind die Orchideenkindern in diesem Vergleich besonders empfänglich für stark belastende aber gleichzeitig auch für nährende Umgebungsfaktoren sind. Umgekehrt sind sogenannte Löwenzahnkinder in diesem Bild mit einer Fähigkeit ausgestattet, bei mehr oder weniger günstigen wie auch ungünstigen Bedingungen adäquat zu funktionieren. Anfällige Individuen – also Orchideenkinder – verfügen über eine vergleichsweise weitere Reaktionsbreite und sind deutlicher in einer positiv-negativ Polarität wichtiger Einflussfaktoren positioniert. Das bedeutet anders ausgedrückt, dass sensible Kinder sehr stark (deutlich stärker als bei robusten Kindern) auf unterschiedlich extreme Umwelteinflüsse reagieren – sie blühen wie Orchideen auf, wenn die Rahmenbedingungen zum Erblühen beitra-

1 Diese kann außerdem auch als neurobiologische Empfänglichkeit verstanden werden und damit die Bedeutsamkeit der Wirkung von (epi-)genetische und Umweltfaktoren auf hirnphysiologische Prozesse verdeutlichen.

gen, und werden deutlich schneller oder härter geschädigt, wenn dies äußere Faktoren zulassen. Diese sind also deutlich abhängiger davon, was von außen auf sie einwirkt als dies bei den Löwenzahnkindern der Fall ist.

Dieser theoretische Standpunkt führt zu einer veränderten Sicht auf RPFs. Beispielsweise lässt sich vor diesem Hintergrund verstehen, warum einige Forschungsarbeiten bei hoch-anfälligen Kindern so unterschiedlich ausfallen. Die Synergie zwischen kontextualistischer Perspektive der bedingten bzw. angepassten Plastizität einerseits und wahrscheinlicher Kausalität andererseits wird mit dem Ansatz der differenziellen Empfänglichkeits-Perspektive ermöglicht. Man könnte den Ansatz der differenziellen Empfänglichkeit als eine Art Ausdifferenzierung oder Ergänzung des Diathese-Stress-Modells verstehen. Dieses legt vor allem die individuellen Unterschiede in der Responsivität auf Umweltfaktoren nahe und fokussiert in großen Teilen auf die Variationsbreite der Reaktionen auf kontextuelle Widrigkeiten.

Anschließend an die hier dargelegten Modelle bedeutet dies für die Präventionsarbeit, Strategien zu vermitteln, die dabei helfen, günstige Rahmenbedingungen für den Entwicklungsverlauf zu schaffen. Auch soll die adaptive Plastizität genutzt werden, um eine adäquate Passung zwischen Person und Umwelteinflüssen zu ermöglichen und darauf aufbauend wiederum zu funktionalen oder förderlichen Bewältigungsmechanismen beizutragen – insbesondere in entwicklungsbedingten sensiblen Schwellensituationen. Das Nachzeichnen »typischer« Entwicklungslinien von sowohl robusten als auch besonders anfälligen Kindern, ermöglicht abzuleiten, wo präventive Maßnahmen mindestens oder spätestens erfolgen sollten, um größtmögliche Spätfolgen rechtzeitig abzuwenden. Psychodynamische Ansätze leisten an dieser Stelle einen wichtigen theoretischen Beitrag: sie beschreiben und erklären, wann und auf welche Weise diese Schwellensituationen auftreten und welche psychischen Herausforderungen manifest werden und zu bewältigen sind.

Zusammenfassung

Prävention richtet sich im Kontrast zur Gesundheitsförderung auf eine Verminderung von Erkrankungen im Sinne der Inzidenz, d. h. der Neuerkrankungen. Dabei werden hinsichtlich der Zielgruppen bei der Verhaltensprävention drei Bereiche unterschieden: universelle, selektive und indizierte Prävention. Da ein Drittel der Weltbevölkerung im Verlauf des Lebens von psychischen Erkrankungen betroffen ist, sollte die Prävention von psychischen Störungen eine hohe Priorität erhalten. Die besondere Notwendigkeit einer früh ansetzenden Prävention ergibt sich auch daraus, dass die Hälfte der Betroffenen bereits in der Jugend Symptome aufweist. Gesundheit und Krankheit wird in den psychodynamischen Theorien als ein Kontinuum verstanden und daher richten sich psychodynamische Präventionsprogramme an einem relativen Begriff von Krankheit aus. Die Gestaltung effektiver Prävention steht vor dem Problem, dass psychische Störungen multikausal begründet sind und verschiedene Risikoindikatoren, kausale Risikofaktoren und Protektivfaktoren zusammenwirken. Darüber hinaus verhalten sich Menschen nicht immer rational nach bestem Wissen, sondern oftmals direkt gesundheitsschädlich, was bei der Planung der Prävention ebenfalls berücksichtigt werden sollte. Psychodynamische Theorien helfen kontext- und individuumsbezogene Entwicklungslinien psychopathologischer Erscheinungen zu konzeptualisieren. Sie tragen mit ihrem Fokus auf Beziehungen und Emotionen zur Berücksichtigung adaptiver Plastizität bei, die für das Verständnis des Zusammenwirkens zwischen Protektiv- und Risikofaktoren entscheidend ist.

Weiterführende Literatur

Cicchetti, D. (2016). *Developmental Psychopathology* (3. Aufl.). Wiley.

Resch, F. & Parzer, P. (2015). *Entwicklungspsychopathologie und Psychotherapie: Kybernetische Modelle zur funktionellen Diagnostik bei Jugendlichen*. Springer.

Venta, A., Sharp, C., Fonagy, P. & Fletcher, J. (Eds.). (2021). *Developmental Psychopathology*. Wiley.

Fragen zum weiteren Nachdenken

- Wann haben Sie sich das letzte Mal gesundheitsschädlich verhalten, obwohl Sie sich bewusst waren, dass Ihr Verhalten Sie selbst schädigt (z. B. geraucht, Alkohol getrunken, etc.)?
- Wie unterscheiden sich Risiko- und Schutzfaktoren für unterschiedliche Bevölkerungsgruppen (in der Stadt vs. auf dem Land, junge vs. ältere Menschen, etc.)?
- Wie viel Leid könnte gemindert werden, wenn die Inzidenz der psychischen Erkrankungen in der Jugend um die Hälfte reduziert werden könnte?

3 Psychodynamische Prävention – eine theoriegeleitete Begründung

Einführung

Nach einem kurzen Überblick über die fünf Hauptströmungen der Psychoanalyse werden die Schlussfolgerungen für eine psychodynamische Prävention abgeleitet. Ausgehend von den verschiedenen Schwerpunkten psychodynamischer Prävention wird eine Unterteilung in Konflikt-, Struktur- oder Transmissionsfokus begründet. Aus den Grundannahmen der psychodynamisch/ psychoanalytisch begründeten Therapien werden Methoden für die Ausgestaltung der Verhaltensprävention zur Minimierung der Inzidenz psychischer Störungen abgeleitet. Es wird deutlich werden, dass psychoanalytische Theorien eine Individualisierung von Prävention nahelegen statt einer Verallgemeinerung von Bedürfnissen. Hier entsteht die Frage, wie Präventionsprogramme einen breiten Adressatenkreis erreichen können und trotzdem hinreichend relevant für das Individuum bleiben?

Lernziele

- Kennenlernen der fünf »Psychologien« (= Therorieschwerpunkte) der Psychoanalyse (Trieb, Ich, Selbst, Objektbeziehung und Bindung/ Mentalisierung)
- Überblick über die Kernkonzepte und Methoden der psychodynamischen Therapien erhalten
- Konflikt-, Struktur- oder Transmissionsfokus in der psychodynamischen Prävention definieren können
- Verständnis für die Spannung zwischen individueller Epistemologie und verallgemeinerbaren Schlüssen

Die Psychoanalyse ist eine der komplexesten psychologischen Theorien, die es gibt. So bezeichnet der Begriff Psychoanalyse nach Freud (1923a, S. 211-233) gleich drei verschiedene Dinge:

1. eine Erkenntnis-Methode zur Untersuchung psychischer Vorgänge
2. eine Behandlungs-Methode zur Behandlung von psychischen Störungen
3. eine Theorie der Entwicklung und der Psyche (bei Freud noch eine »Reihe von Einsichten« auf dem Weg zu einer wissenschaftlichen Disziplin)

Der klassische Untersuchungsgegenstand der Psychoanalyse ist das sogenannte dynamische Unbewusste, das individuelles Erleben und Verhalten maßgeblich beeinflusst, jedoch ohne, dass dies dem Individuum gewahr wird. Das Wirken des dynamischen Unbewussten und seine Folgen für den freien Willen markierte Freud als die dritte große Menschheitskränkung nach Kopernikus und Darwin; nicht im Zentrum des Universums, nicht von Gott erschaffen und nicht »Herr im eigenen Hause zu sein« (Freud, 1917, S. 3–12). Eine umfassende Vertiefung klassischer und kontemporärer Theorien und Methoden der Psychoanalyse finden interessierte Leser*innen in den Bänden dieser Reihe sowie z. B. bei Storck (2018). An dieser Stelle kann nur eine kursorische Auswahl mit einem Schwerpunkt auf den großen Theorieschwerpunkten der Psychoanalyse stattfinden sowie den Kernannahmen und Theorien der Entwicklungspsychopathologie, die für eine psychodynamisch begründete Prävention bedeutsam sind und den psychodynamischen Ansatz von anderen Ansätzen unterscheiden. Dabei wird der Schwerpunkt auf einer als neopositivistisch bezeichneten Psychoanalyse liegen, die eine stärker empirisch basierte Forschung innerhalb der Psychoanalyse und der psychodynamischen Verfahren angestoßen hat. Mit einer Verbindlichkeit gegenüber einer empirisch begründeten Psychoanalyse werden gleichsam bestimmte Teil des reichhaltigen Theoriegebäudes unberücksichtigt bleiben, die bislang keine oder kaum empirische Begründung erfahren haben, auch wenn sie das therapeutisch psychoanalytische Arbeiten inspirieren. Auch innerhalb der Gruppe der empirisch arbeitenden Forscher*innen haben sich zwei komplementäre Bewegungen herausgebildet (Luyten et al., 2006): eine interpretative Gruppe, die stärker geisteswissenschaftlich-orientiert, die sinnhafte Bedeutung menschlichen Handelns in den traditionellen Fallbeschreibungen sucht, während eine zweite neopositivistische empirische Gruppe stärker naturwissenschaftlich ausgerichtet ist und statistische Modelle zur Vorhersage von Veränderung in Therapien oder Entwicklungsverläufen nutzt. Auch wenn die neopositivistische Gruppe in diesem Buch stärker Berücksichtigung finden wird, da diese der Haltung der akademisch forschenden Autorinnen entspricht, die sich den Herausforderungen der evidenzbasierten Medizin stellen wollen, soll die andere Richtung nicht in ihrer Bedeutung für die Weiterentwicklung der Psychoanalyse unterschätzt werden. Wir gehen allerdings davon aus, dass diese in anderen Bänden der Reihe ihren gebührenden Platz erhalten hat. Dies hat auch Konsequenzen für unsere Begriffsverwendungen und Fokussierungen. Wir schreiben also bewusst von psychodynamischen Ansätzen, die sich stärker fokal, empirisch begründet und pragmatisch orientieren als die klassische Psychoanalyse, die gleichwohl die historische Grundlage bildet.

3.1 Die fünf »Psychologien« der Psychoanalyse

Eine erste Orientierung innerhalb der psychoanalytischen Theorien geben die verschiedenen »Psychologien« der Psychoanalyse, die von Pine (1988) in die folgenden vier Theoriegruppierungen differenziert werden: Triebtheorie, Ich-Psychologie, Objektbeziehungstheorie und Selbstpsychologie. Seit Pine ist eine weitere große Schule entstanden, die sich als fünfte Theorie in diese Reihe einfügen lässt: die Bindungs- und Mentalisierungstheorie. Diese fünfte Theorieschule hat aktuell die meisten Präventionsprogramme inspiriert und soll daher ebenfalls gewürdigt werden. Ein Überblick der fünf psychoanalytischen Psychologien findet sich in Tabelle 3.1 (▶ Tab. 3.1).

Tab. 3.1: Die fünf Psychologien der Psychoanalyse und die abgeleiteten Präventionsinhalte

	Trieb	Ich	Objekt	Selbst	Bindung/Mentalisierung
Fokus	Psychische Repräsentationen von biologischen Trieben (Wünsche, Sexualität, Aggression)	Adaptive Fähigkeiten des Ichs, Abwehrmechanismen und Coping	Psychische Repräsentationen von sich und anderen und Beziehungen	Entwicklung des Selbst(wertes)	Bindungsrepräsentationen (sicher, unsicher, desorganisiert) und Mentalisierungsfähigkeit (Fähigkeit, Verhalten psychologisch zu begründen)
Einfluss von Vergangenheit vs. Gegenwart	Starker Schwerpunkt auf dem Vergangenen, psychischer Determinismus	Schwerpunkt auf der gegenwärtigen Adaptivität von Abwehr/Coping	Betonung, wie vergangene internalisierte Erfahrungen gegenwärtige Beziehungen formen	Betonung, wie vergangene Erfahrungen das aktuelle Selbsterleben formen	Betonung, wie vergangene Erfahrungen aktuelle Bindungsstrategien und Reflexionsprozesse beeinflussen
Rolle des Unbewussten	Unbewusstes ist zentral	Bewusstes ist zentral	Bewusstes und Unbewusstes sind bedeutsam	Bewusstes und Unbewusstes sind bedeutsam	Bewusstes und Unbewusstes sind bedeutsam
Konflikt oder Strukturdefizit	Konflikt	Strukturdefizit	Konflikt und Strukturdefizit	Entwicklungsdefizit und Konflikt	Strukturdefizit
Präventionsidee	Altersangemessene Vermittlung zwischen konflikthaften Strebungen	Unterstützung von adaptiver Abwehr/Coping	Überwiegen positiver Beziehungserfahrungen	Frühe empathische und haltende Fürsorge	Prompte, akkurate und feinfühlige = mentalisierende frühe Fürsorge

Die fünf Psychologien sind historisch aus dem Versuch heraus entstanden, die Probleme von spezifischen Patient*innen zu erklären, genauer wie und warum Menschen psychische Störungen entwickeln und diese aufrechterhalten. Dabei liegt ein besonderer Fokus der Betrachtung auf den ersten sechs Lebensjahren. Daher kann die Störungstheorie der Psychoanalyse als eine Theorie beschrieben werden, die seit ihren Anfängen entwicklungspsychopathologisch ausgerichtet war.

Die Freudsche *Triebtheorie* war der Versuch, die Probleme von neurotischen Individuen zu erklären, die Schwierigkeiten mit der Integration von sexuellen und aggressiven Trieben haben. Dabei wurde Psychopathologie mit Fixierungen auf bestimmte Konflikte der psychosexuellen Entwicklung erklärt, z. B. Zwangsstörungen als eine Fixierung auf die anale Phase. Fixierungen würden entstehen, wenn Kinder auf zu rigide versagende oder zu stark befriedigende Lösungen für ihre unvermeidlichen altersabhängigen psychosexuellen Konflikte treffen würden (Freud, 1905).

Die *Ich-Psychologie* wurde als Weiterentwicklung der Triebtheorie konzipiert mit einem Schwerpunkt auf den adaptiven psychischen Funktionen (im Kontrast zu den Triebregungen) (Hartmann, 1939). Wie können sich Kinder auf innere und äußere Anforderungen einstellen und welche unbewussten Abwehrprozesse spielen dabei eine Rolle? Anna Freud (1984) entwickelte in dieser Theorieschule eine Idee der Entwicklungslinien der adaptiven psychischen Funktionen, die als Geburtsstunde der Entwicklungspsychopathologie angesehen werden kann. Ebenfalls in dieser Linie ist das epigenetische Stufenmodell von Erik H. Erikson (1959) anzusiedeln, der zentrale Entwicklungskonflikte über die Lebensspanne von der Geburt bis ins hohe Lebensalter beschrieb, die über die Freudschen psychosexuellen Konflikten hinausgingen und z. B. Themen der Identität und Autonomie berühren.

In dem Versuch, soziale Erfahrungen stärker in die Therapie und in das Verständnis der Entwicklung psychischen Erlebens einzubauen, wurde die *Objektbeziehungstheorie* entwickelt (Kernberg, 1992). Objekte sind hierbei andere Personen, also jedes menschliche Gegenüber eines Subjekts. Dabei wird die primäre Bedeutung des Gegenübers als Ziel von Lust- und Unlusterfahrungen hervorgehoben als Abgrenzung zur Triebtheorie, wo andere nur Mittel zum Zweck der eigentlichen Triebbefriedigung sind. Anders ausgedrückt, entwickelt sich die Psychoanalyse von einer Ein-Personen-Psychologie, in der das Individuum primär mit der Befriedigung von Triebbedürfnissen beschäftigt ist oder mit seiner Anpassung an eine gegebene Umwelt (Ich-Psychologie), zu einer Zwei-Personen-Psychologie, die die Qualität von Beziehungen und deren psychische Repräsentation in den Blick nimmt. Über die Beobachtungen von Eltern-Kind-Interaktionen und die therapeutische Behandlung von schwerem Persönlichkeitsstörungen wurde eine Theorie der Psyche als ein intrapsychischer Integrationsprozess von positiven und negativen Repräsentationen vom Selbst und den anderen entwickelt. Pathologie wurde hier konzipiert als ein Scheitern dieser Integrationsleistung, das mit sozial verzerrenden Wahrnehmungen von sich selbst und anderen einhergeht.

Ebenfalls ausgehend von der Bedeutsamkeit realer früher Interaktionen, nimmt die *Selbstpsychologie* das Erleben des Subjektes als mehr oder weniger kohärentes Selbst als Ausgangspunkt der Überlegungen und tritt damit in eine stärker phänomenologisch orientierte Beschreibung psychischen Erlebens ein. Zentral ist hier die Vorstellung, dass für eine gesunde Entwicklung – hier als positives und kohärentes Selbsterleben operationalisiert – ein verstehendes und empathisches Gegenüber notwendig ist (Kohut, 1976). Unempathisches elterliches Verhalten wird in Verbindung gebracht mit einer Vulnerabilität für depressive und andere selbstwertbezogene Erkrankungen sowie der Unfähigkeit, mit Kritik umgehen zu können.

Die *Bindungstheorie* schließlich schlägt den Bogen zur Verhaltenswissenschaft, indem sie die Bedeutsamkeit von Bindung und Exploration als die Psyche konstituierende Elemente neben die anderen Verhaltenssysteme stellt. Empirisch durch Laborexperimente und Interviewstudien nachgewiesen, kann die Bindungstheorie den lebenslangen Einfluss auf das Selbstbild und das Bild von anderen (Bindungsrepräsentationen) zeigen, die prototypisch in den ersten drei Lebensjahren auf der Grundlage der co-regulativen Erfahrungen mit den frühen Bezugspersonen psychisch etabliert werden (Ainsworth et al., 1978; Bowlby, 1971; Fonagy & Klostermann, 2003).

Schließlich wird mit der *Mentalisierungstheorie* als einer der letzten großen Theorieentwicklungen innerhalb der Psychoanalyse eine sozialkognitive, Kommunikations- und Affektregulationstheorie hinzugefügt, die begründet, in welchen Entwicklungsschritten und in Abhängigkeit von Bindungserfahrungen Individuen lernen, sich selbst und andere psychologisch zu verstehen und zu regulieren (Fonagy et al., 2018). Einschränkungen dieser Fähigkeit in Verbindung mit traumatischen Erfahrungen zeigen sich als starker Erklärungsfaktor für psychische Störungen, besonders Persönlichkeitsstörungen und die transgenerationale Weitergabe von Trauma und psychischen Erkrankungen.

Aus der jeweiligen Sicht der Entstehung von Psychopathologie der fünf Psychologien der Psychoanalyse können spezifische Ideen für die Prävention abgeleitet werden. Aus der Triebtheorie abgeleitet wäre eine adäquate Unterstützung der psychosexuellen Entwicklung von Kindern mit einem angemessenen und kindgerechten Verhältnis zwischen Befriedigung und Versagung zu empfehlen. Aus der Ich-Psychologie könnte eine Unterstützung adaptiver Ich-Funktionen und Copingstrategien zur Prävention psychischer Störungen abgeleitet werden, die möglichst ebenfalls in der Kindheit angesiedelt sein sollte. Aus der Objektbeziehungstheorie ergibt sich das Thema integrierter positiver und negativer Selbst-Objekt-Affekt-Repräsentationen durch das Überwiegen positiver früher sozialer Erfahrungen. Die Selbstpsychologie würde noch einen Schritt weiter gehen durch die Forderung nach empathischen und Selbstwert-stützenden frühen Bezugspersonen, was durchaus im Kontrast zur Triebpsychologie stünde, wobei hier unterschiedliche Inhalte fokussiert werden. Denn in der Triebtheorie geht es um die Begrenzung aggressiver Strebungen und rücksichtslosen Lustgewinns, während in der Selbstpsychologie die Anerkennung des Wertes der anderen Person im Vordergrund steht. Die Bindungstheorie schließlich formuliert eher verhaltensnah, dass eine sichere Bindung über die prompte, angemessene und feinfühlige Regulation kindlicher Bedürfnisse erreicht würde. Die Feinfühligkeit wird sodann in der Mentalisierungstheorie als adäquate Repräsentation der kindlichen Psyche in der Psyche der Fürsorgeperson konkretisiert. Was die fünf Schulen auf einer höheren Abstraktionsebene voneinander unterscheidet, ist unter anderem die Bedeutsamkeit von unbewussten Konflikten oder entwicklungsbedingten Defiziten in den adaptiven Ich-Funktionen für die Entstehung von Psychopathologie, was als Konflikt- oder Strukturfokus bezeichnet wird (Arbeitskreis OPD-2,

2006). Die Bindungstheorie konnte die Ideen der Objektbeziehungstheorie und der Selbstpsychologie weiter ausbauen, indem sie auf die Bedeutsamkeit elterlicher Repräsentationen und die Verfügbarkeit effektiven Mentalisierens hinwies, um transgenerationale Prozesse der Weitergabe von psychischen Störungen über dysfunktionale frühe Beziehungserfahrungen zu verhindern. Daher kann für eine psychodynamische Prävention formuliert werden, dass Konzepte sich darin unterscheiden, ob sie einen Konflikt-, Struktur- oder Transmissionsfokus aufweisen, wobei Kombinationen möglich sind.

Mit diesen Ausführungen sind Systematisierungen möglicher Ziele und Inhalte einer psychodynamisch begründeten Prävention hergeleitet worden. Gemeinsam ist allen Ansätzen, dass sowohl die Inhalte von Repräsentationen als auch der intra- und interpsychische Umgang mit diesen Repräsentationen im Sinne adaptiver Funktionen und Abwehr als bedeutsame Erklärungsfokusse für Gesundheit und Psychopathologie angesehen werden. In einem nächsten Schritt soll die Art der Umsetzung dieser inhaltlichen Ziele über das Methodenrepertoire psychodynamischer Ansätze weiter konkretisiert werden, das Anregungen dazu gibt, wie Menschen zu Veränderungen im Erleben und Verhalten angeregt werden können im Sinne der Verhaltensprävention. Dazu werden im nächsten Abschnitt weitere gemeinsame Grundannahmen der psychodynamischen Theorien und Therapieansätze zusammengefasst.

3.2 Grundannahmen psychodynamischer Ansätze

Das Einnehmen einer *Entwicklungsperspektive* für die Erklärung »normalen« und abweichenden psychischen Funktionierens ist für alle psychodynamischen Ansätze zentral und fügt sich somit in die Idee der Entwicklungspsychopathologie ein. Dabei wird den ersten Lebensjahren eines Individuums ein zentraler und besonders formender Stellenwert beigemessen. Tatsächlich können nicht alle psychischen Erfahrungen nur aus der Kindheit heraus erklärt werden, sondern hier geht es um zentrale psychische Funktionen, die bis zum Erwachsenwerden in der Auseinandersetzung mit der bio-sozialen Umwelt entwickelt werden sowie die Inhalte von Vorstellungen über sich selbst und anderen sowie Beziehungen. Dabei wird den vorsprachlichen Lebensjahren (ca. 0–3 Jahre) ein insofern bedeutsamer Erlebnisrahmen zugesprochen, als die dort gemachten Erfahrungen implizit prozedural gespeichert werden und die grundlegenden Motivationssysteme gestalten, die nur stark eingeschränkt bewusstseinsfähig sind und trotzdem unser spontanes Erleben und Verhalten maßgeblich beeinflussen (z. B. Selbstberuhigung, Stressverarbeitung, Annäherung und Aversion, Emotionalität und Bindung, vgl. Benecke et al., in Vorb.). Sigmund Freud hatte diesen Prozess im Rahmen seiner Triebtheorie ausgeführt. Psychodynamisch Forschende und Praktizierende haben dazu beigetragen, das subjektive Erleben von Kleinkindern, Kindern und Jugendlichen aus der Perspektive einer sich entwickelnden Psyche phänomenologisch zu beschreiben. Dazu wurden oftmals Stufentheorien zur Beschreibung der Entwicklungsschritte herangezogen (im Überblick bei Tyson & Tyson, 2012). Abweichungen von einer gesunden Entwicklung wurden auf Abwehr-Konflikt-Konstellationen oder frühe aversive Erfahrungen zurückgeführt, die die Entwicklung adaptiver psychischer Funktionen unterwandern. Tatsächlich bildete die Beschreibung der Entwicklung von Psychopathologie den Kern psychoanalytischer Entwicklungstheorien (Fonagy & Target, 2020). Hierin liegen auch einige Probleme psychodynamischer Entwicklungstheorien begründet, wenn pathologisches Verhalten und Erleben erwachsener Patient*innen als Fixierung einer normalen kindlichen Stufe der Entwicklung fehlinterpretiert werden. Dies wurde als Adultomorphismus erkannt, wie z. B. in den Theorien Margaret Mahlers, wo eine normale autistische Phase in den ersten Lebenswochen eines Säuglings angenommen wurde, was inzwischen überzeugend widerlegt werden konnte. Andere problematische und widerlegte Aspekte psychoanalytischer Entwicklungstheorie waren ein vereinfachender psychischer Determinismus, wenn z. B. Freud phobische Zustände einseitig auf den Ödipuskomplex zurückführt. Moderne psychodynamische Entwicklungstheorien sind schon seit langem durchlässiger geworden für die Ergebnisse anderer Disziplinen, verwerfen Fehlhypothesen in der

Theoriebildung und schaffen so einen integrativen Rahmen, welcher der Komplexität der menschlichen psychischen Entwicklung Rechnung trägt. Auch endet psychische Entwicklung nicht mit dem Eintritt ins Erwachsenenalter – in unterschiedlichen Lebensphasen stehen unterschiedliche Entwicklungsaufgaben an, wie schon die Lebensspannentheorie von Erik H. Erikson unterstrich. Für eine psychodynamische Prävention bedeutet dies, dass Präventionskonzepte ebenfalls einer Entwicklungslogik folgen und altersangemessene Lösungen zur Entwicklungs-Unterstützung über die Lebensspanne suchen.

Unbewusste Motive und Intentionen als einen wesentlichen Ausgangspunkt zum Verständnis menschlichen Erlebens und Verhaltens zu nehmen, war für eine psychologische Theorie zunächst neu, ist heute aber weithin in den verschiedenen neurowissenschaftlichen kognitionspsychologischen Disziplinen angekommen (Liebermann, 2007). Auch gibt es mittlerweile einen breiten Konsens darüber, dass verschiedene Motivationssysteme einander oftmals widersprechen, was den Kern psychoanalytischer Konflikttheorie ausmacht. Lichtenberg und Kollegen (2017) beschreiben beispielsweise fünf verschiedene biologisch begründete Motivationssysteme, die deutlich miteinander im Konflikt stehen können: Die Notwendigkeit, physiologische Bedürfnisse zu befriedigen, das Bedürfnis nach Bindung, das Bedürfnis nach Selbstbehauptung und Exploration, das Bedürfnis nach Widerspruch und Rückzug und das Bedürfnis nach sinnlichem Vergnügen oder sexueller Erregung. Daher ist eine psychodynamische Grundannahme, dass das Konflikthafte der menschlichen Existenz besonders das gesunde psychische Funktionieren auszeichnet. Menschen streben aus psychodynamischer und neurobiologischer Sicht nach einer Ausbalancierung der verschiedenen Motivationssysteme, ohne dass ihnen dies notwendigerweise immer gelingt oder jeweils bewusst ist. Psychodynamische Prävention trägt diesem Umstand Rechnung, indem sie Programme entwickelt, die Konflikthaftes mitdenkt und für einen nachhaltigen Effekt eine Ausbalancierung der verschiedenen Motivationssysteme unterstützt. Dies kann zur Konsequenz haben, dass es auch in der Prävention keine verallgemeinerbaren Umsetzungsempfehlungen gibt, sondern eher maßgeschneiderte individuelle Lösungen.

Ein weiteres zentrales Merkmal psychodynamischen Denkens ist die Überzeugung, dass jede soziale Interaktion von internalisierten Schemata der beteiligten Personen gefiltert wird, was mit dem Begriff der *Übertragung* bezeichnet wird (Storck, 2020). Diese Schemata oder Repräsentationen werden durch wiederholte und meist frühe Interaktionen geprägt und beeinflussen spätere Interaktionen z. B. durch Erwartungshaltungen, was in Beziehungen passieren wird. Je rigider die verinnerlichten Schemata sind, desto weniger offen ist eine Person für neue Erfahrungen im interpersonalen Raum. Ein Beispiel für diese Schemata sind Feindseligkeitserwartungen, wie sie für schwere Persönlichkeitsstörungen typisch sind und die auch in mild-positiven Interaktionen zu einer Fehlinterpretation der Situation führen (Dodge & Rabiner, 2004). Psychodynamische Therapien machen sich die Übertragung in der therapeutischen Situation zunutze und entschlüsseln unbewusste Beziehungserwartungen und -angebote in der Interaktion zwischen Therapeut*in und Patient*in. Dies hat das Ziel der Bewusstwerdung und schließlich Erweiterung rigider Vorstellungen über sich und andere, was neue soziale Lernprozesse auch außerhalb der Therapie anstößt. Übertragung als Wiederholung alter Beziehungserfahrungen oder Aktualisierung verinnerlichter Schemata geschieht größtenteils unbewusst und begründet, warum Verhaltensveränderungen in Beziehungen so schwierig sind, auch wenn die bewusste Motivation zur Veränderung hoch ist. Im Rahmen der Bindungstheorie werden diese Schemata als Bindungsrepräsentationen bezeichnet, die sich in vier Kategorien einordnen lassen (sicher, unsicher-vermeidend, unsicher-ambivalent, desorganisiert) und jeweils beschreiben, wie erfolgreich ein Individuum zur Stressregulation auf innere beruhigende Repräsentationen zurückgreifen kann, über ein positives Selbstbild und positives Bild der Anderen verfügt sowie sich selbstwirksam durch das Aktivieren der Fürsorge anderer erfährt (Strauß & Schauenburg 2016). Für die psychodynamische Prävention ergibt sich aus diesen Überlegungen heraus das Desiderat eines beziehungsorientierten Arbeitens, welches die Phänomene der Übertragung auf Seiten der Professionellen mitreflektiert und dies in die Überlegungen zu Veränderungstheorien einfließen lässt. Auch ergibt sich deutlich eine Forderung, die interpersonelle Welt jeweils aus Sicht der Klient*innen zu verstehen und die Notwendigkeit verinnerlichte Schemata in bestimmten Programmen ebenfalls zu adressieren, die einem rationalen Verhalten aufgrund ihrer unbewussten Wirkkraft entgegenstehen.

Im Sinne einer *Orientierung am Individuum* sind psychodynamische Theorien transdiagnostisch und holistisch aufgebaut, d. h. sie betrachten die ganze Person und nicht eine Diagnose, ein Symptom oder eine bestimmte Variable. Daher werden sehr individuelle Erklärungsansätze und Entwicklungsnarrative für jedes Individuum erarbeitet, die während der Therapie gemeinsam mit der Patientin oder dem Patienten zusammengetragen werden. Dabei sind die persönliche Bedeutung und psychische Bewertung besonders zentral. Allerdings ist die (vermeintliche) Rekonstruktion der Entstehung psychischer Störungen aus einer rückwärtsgerichteten Sicht des bereits Erkrankten immer einfacher als die vorwärtsgerichtete Prognose für die Zukunft eines Individuums oder von Gruppen. Daher sind die Effektstärken von Präventionsprogrammen notwendigerweise kleiner als die Wirksamkeiten von Therapien, wenn diese doch auf viel unsicherem Boden stehen, die Zukunft nicht genau vorhersagen zu können. Dieser Einsicht folgend werden Entwicklungsverläufe in den modernen psychodynamischen Ansätzen als komplex und nicht-linear gedacht, was sich stark vom frühen psychischen Determinismus in den psychoanalytischen Theorien abgrenzt. Dies entspricht der Idee von Multifinalität und Äquifinalität, die den Kern der Entwicklungspsychopathologie bilden (Chicchetti & Rogosch, 1996). Damit ist gemeint, dass verschiedene Ursachen wie z. B. der Verlust einer Bezugsperson oder zurückweisende Eltern eine Depression begründen können (Äquifinalität) oder dieselbe Ursache zu verschiedenen Erkrankungen führen kann wie z. B. frühe Misshandlung zu einer Borderline Persönlichkeitsstörung oder einer Psychose (Multifinalität). Die Verschiedenheit der Entwicklungswege in eine Psychopathologie liegt in den vielfältigen Interaktionen auf den biopsychosozialen Ebenen begründet – einschließlich des komplexen Zusammenwirkens von RPFs – und dem Axiom einer *Kontinuität zwischen Normalität und Abweichungen* im Erleben und Verhalten (► Kap. 2 – Kontinuum von Gesundheit/Krankheit). Die Komplexität psychodynamischer Theorien ist zudem ihrem Fokus auf das psychische Erleben geschuldet, von den amodalen Wahrnehmungen und undifferenzierten Affekten des Säuglings bis zu elaborierten und differenzierten Gefühlen und Gedanken inklusive

Hoffnungen, Begierden, Phantasien, und der imaginativen Fähigkeit, menschlichem Verhalten einen Sinn auf der Grundlage von mentalen Befindlichkeiten zu attribuieren (Mentalisieren).

So wertvoll eine jeweils individuelle Epistemologie für die Entstehung, Aufrechterhaltung und Bedeutung der jeweiligen psychischen Störung ist, hat dies vermutlich jedoch zu verlängerten therapeutischen Prozessen geführt, da Generalisierungen über Patient*innen hinweg in den psychodynamischen Therapien lange verpönt waren. Der radikal individualistische Ansatz macht auch die Planung von Prävention schwierig, da für jedes Individuum getrennt geplant werden müsste und vermutlich auch nur im Bereich von Rückfallprävention gehandelt werden könnte, da die vielfältigen Wege in die Erkrankung nicht vorhersehbar sind. Tatsächlich hat sich spätestens seit der Etablierung der Bindungstheorie und den Bemühungen um eine klarere Operationalisierung der Konstrukte ein Teil der psychodynamischen Theorien von einer radikalen Orientierung nur am Einzelfall abgewandt. In den kontemporären neopositivistischen Ansätzen werden also durchaus auch verallgemeinernde störungsspezifische psychodynamische Psychopathologien aufgestellt, die schnellere fokussierte Behandlungen ermöglichen und von denen schließlich sinnvolle Präventionskonzepte abgeleitet werden können.

3.3 Wirkmechanismen psychodynamischer Therapien

Psychodynamische Therapien sind wirksam (Steinert et al., 2017). Ähnlich wie bei den anderen großen Psychotherapie-Verfahren (Verhaltenstherapie, Systemische Therapie und Humanistische Therapie) hat sich eine enorme Bandbreite an Settings (von ambulant bis stationär), Zielgruppen (von Säuglingen bis ins hohe Alter), Länge der Behandlung (von 4 bis 1000 Sitzungen) und verschiedenen Erkrankungen (fast die gesamte Bandbreite psychischer Störungen von Regulationsstörungen bis schweren Persönlichkeitsstörungen) entwickelt, die verdeutlichen, dass es *die* psychodynamische Therapie nicht gibt. Das erschwert ebenfalls eine Begründung und klare Zuordnung psychodynamischer Prävention, weshalb im Folgenden auf den kleinsten gemeinsamen Nenner psychodynamischer Therapien eingegangen werden soll, um darauf eine Wirktheorie psychodynamischer Prävention aufzubauen.

Spezifisch für psychodynamische Verfahren in Abgrenzung zu anderen Therapieschulen sind eine Betonung von Einsicht in unbewusste Konflikte auf dem einen Ende des Spektrums (Konfliktfokus, aufdeckend) oder die Betonung des Nachentwickelns psychisch struktureller Defizite auf dem anderen Ende des Spektrums (Strukturfokus, unterstützend-supportiv). Darüber hinaus gibt es Ansätze, die überlappend an Einsicht und dem Aufbau psychisch-struktureller Fähigkeiten arbeiten. Der klassische Weg zur Einsicht verläuft über eine spezifische Haltung der Therapeutin bzw. des Therapeuten, die so neutral und wertschätzend ist (Haltung der Abstinenz), dass eine/ein Patient*in in die Lage kommt, ihre/seine unbewussten Konflikte in die Beziehung zur Therapeutin bzw. zum Therapeuten zu tragen (Übertragung) und dort zu bearbeiten, was Freud mit den Begriffen »Erinnern, Wiederholen und Durcharbeiten« treffend bezeichnet hat (Freud, 1914, S. 126–136). Die/der klassisch arbeitende Analytiker*in lässt die Patientin/den Patienten auf der Couch frei assoziieren, um möglichst viel der affektiven und kognitiven Prozesse von der Patientin/vom Patienten aufzunehmen und beobachtet gleichzeitig die eigenen affektiven und kognitiven Reaktionen auf diese/diesen (Gegenübertragung). Erkenntnisse der Therapeutin/des Therapeuten aus diesen verschiedenen Erkenntnisquellen werden sinnverstehend gebündelt und der Patientin/dem Patienten als Deutung zur Verfügung gestellt. Eine Deutung ist eine psychodynamische Hypothese, die versucht, die Beziehungsgestaltung der Patientin/des Patienten mit ihrer/seiner Biographie und ihren/seinen Symptomen in Verbindung zu bringen, um die Einsicht der Patientin/des Patienten zu stärken. Dazu nutzt die/der Analytiker*in verschiedene weitere Elemente eines therapeutischen Prozesswissens, wie etwa die Vorannahme, dass psychische Störungen eine unbewusste Kompromissbildung darstellen können, an der eine/ein Patient*in trotz ihres/seines Leidensdrucks unbewusst festhalten kann. Daher ist eine Reflektion der Krankheitsgewinne, die aus der Erkrankung gezogen werden, bedeutsam und das Wissen darum, dass eine Patientin/ein Patient der therapeutischen Veränderung vermutlich einem ihr/ihm nicht bewussten Widerstand entgegensetzen wird. All dies wird in den neueren Varianten psychodynamischer Verfahren offener benannt (z. B. die Kosten-Nutzen-Abwägung des depressiven Symptoms in der Dynamisch Interpersonalen Therapie, Lemma et al., 2014.) Auch haben sich Interventionen entwickelt, die den Widerstand der Patientin/des Patienten supportiver oder mentalisierender zum Gegenstand machen (z. B. Empfehlungen zum Umgang mit Rupture und Repair der Allianzfokussierten Therapie, Safran & Muran, 2003). Die neueren Ansätze sollen, wie oben bereits erwähnt, Therapien vereinfachen, schneller und effektiver machen zu Lasten einer individuellen Epistemologie. Die Veränderungen der klassischen psychoanalytischen Methoden sind auch der Erkenntnis geschuldet, dass nur ein sehr kleiner Teil an Patient*innen die notwendigen Ressourcen für eine Psychoanalyse mitbringt (Motivation, Einsichtsfähigkeit, Zeit und Geld), auch wenn diese als hoch effektiv besonders in langfristiger Perspektive angesehen werden kann (de Maat et al. 2013; Huber und Klug, 2016). Gerade für Patient*innen im Spektrum der Persönlichkeitsstörungen wurden supportivere Ansätze entwickelt, die nicht länger Einsicht als Wirkmechanismus ins Zentrum nehmen, sondern die Nachentwicklung psychischer adaptiver Funktionen, die aufgrund früher aversiver Erfahrungen und Vernachlässigung nicht ausreichend zur Verfügung stehen, um äußeren und inneren Anforderungen Stand halten zu können. Innerhalb der supportiven Ansätze stellt sich die Therapeutin/der Therapeut als ein sogenanntes Hilfs-Ich zur Verfügung und unterstützt die Patientin/den Patienten in der Affektdifferenzierung, Affektregulation, Selbstregulation, Mentalisierung, etc. durch aktive und strukturierende Interventionen und Pläne (vergleiche z. B. Strukturbezogene Psychotherapie, Rudolf, 2020).

Genau wie alle Therapien bedienen sich auch die psychodynamischen Therapien der sogenannten allgemeinen Wirkfaktoren, die laut Psychotherapieforschung einen Großteil der Varianz der Effekte ausmacht (Wampold und Imel 2015). Dazu gehört besonders die Fähigkeit, eine tragfähige therapeutische Beziehung aufzubauen, d. h. sich über Ziele und das Vorgehen in der Therapie einig zu sein und ein gutes emotionales Band zwischen Therapeut*in und Patient*in zu etablieren.

In Psychotherapiestudien haben sich weitere allgemeine wichtige Merkmale der Therapiebeziehung herausgestellt, die verfahrensunspezifisch wirksam sind (Norcross & Lambert, 2019, Therapeutic Relationships that work). Für einen besseren Überblick haben wir die allgemeinen Wirkfaktoren den für die psychodynamischen Therapien spezifischen Wirkfaktoren gegenübergestellt (▶ Tab. 3.2), wie sie von Shedler (2010) zusammengestellt wurden.

Tab. 3.2: Allgemeine und spezifische Wirkfaktoren in der psychodynamischen Psychotherapie (nach Shedler, 2019)

Allgemeine Wirkfaktoren (auch in den psychodynamischen Therapien wichtig)	Spezifische psychodynamische Wirkfaktoren
• Fähigkeit, den Patienten/die Patientin zur Mitarbeit zu bewegen • Fähigkeit, eine gute therapeutische Allianz aufzubauen und zu halten • Empathie für die Perspektive des Patienten/der Patientin und seine Art die Welt zu sehen • Affekttoleranz und Affektmanagement • Fähigkeit zu strukturieren, sich abzugrenzen und Therapien einem Ende zuzuführen • Fähigkeit, die Interventionen an die Erfordernisse des/der jeweiligen Patienten/Patientin anpassen zu können • Fähigkeit, Feedback vom Patienten/von der Patientin zu nutzen, sich extern fortzubilden und von Supervision/Intervision zu profitieren	• Fokus auf Affekte und den Ausdruck von Emotionen • Exploration der Versuche, bestimmte Erfahrungsinhalte zu vermeiden (Abwehr & Widerstand) • Identifikation (bewusster oder unbewusster) wiederkehrender Themen in Bezug auf das Selbst, Beziehungen, Gedanken, etc. • Diskussion vergangener Erfahrungen (auch Kindheit) • Fokus auf Beziehungen • Fokus auf die therapeutische Beziehung • Exploration von Wünschen, Träumen und Phantasien

Zielvariablen psychodynamischer Therapien gehen über die reine symptomatische Veränderung hinaus und sollen daher ebenfalls Erwähnung finden, da sie die Ziele effektiver Prävention formen. Neben den großen

Zielen von Einsicht und einer verbesserten Verfügbarkeit adaptiver psychischer Funktionen kann dies weiter operationalisiert werden als:

- Verbesserte Selbstreflexion, Toleranz für negative Affekte
- Erhöhte Einsicht, wie vergangene Erfahrungen das aktuelle Erleben beeinflussen
- Verbesserungen der Qualität von Beziehungen und Wohlbefinden
- Einsatz von selbstberuhigenden und selbstaffirmativen Strategien
- Fähigkeit, neue Verhaltensweisen auszuprobieren, besonders in Beziehungen
- Freude an neuen Herausforderungen erleben
- Linderung von belastenden Symptomen

Diese Therapieziele fassen das Menschenbild der gegenwärtigen psychodynamischen Theorien gut zusammen und die Vorstellung davon, wie ein zufriedenes Leben und psychische Gesundheit aussehen könnte. Freud selbst formulierte, dass eine Psychoanalyse neurotisches Elend nur in gemeines Unglück überführen könne (Freud, 1895, S. 312), sprach aber anderer Stelle von der Liebes-, Arbeits- und Genussfähigkeit (Freud, 1923a, S. 211–233), was sich in der Liste durchaus auch heute noch widerspiegelt. Für eine psychodynamische Prävention ergibt sich daher, Bedingungen zu schaffen oder wiederherzustellen und Verhaltensweise zu fördern, die ebenfalls zu diesen Zielen beitragen.

Neben dem Konflikt- oder Strukturfokus der psychodynamischen Therapien öffnet sich für die psychodynamische Prävention damit ein drittes Feld, das wir als Transmissionsfokus bezeichnen. Aus der Erkenntnis der psychodynamischen Entwicklungspsychopathologie, dass ätiopathogenetische Weichen psychopathologischer Phänomene bereits in den ersten Lebensjahren gestellt werden bzw. dort lebenslange Schutzfaktoren etabliert werden können, ist die Unterstützung der ersten Jahre im Zentrum psychodynamischer Prävention. Psychodynamische Theorien haben als erste daraufhin hingewiesen, dass psychisch kranke, hoch gestresste oder traumatisierte Eltern ein besonderes Risiko haben, ihre Kinder unabsichtlich in aversive Interaktionen zu verstricken, die sich psychopathologisch auswirken können (Fraiberg et al., 1975). Soziale und gesellschaftliche Faktoren spielen hierbei ebenfalls eine hoch bedeutsame Rolle, die aber nicht durch Verhaltensprävention adressiert werden können und daher hier nicht weiter ausgeführt werden. Es sei an dieser Stelle jedoch auf die psychoanalytischen Arbeiten zu den Einflüssen nationaler Identitäten, politischer Zusammenhänge und sozialer Traumatisierung verwiesen (Hamburger et al., 2021).

3.4 Grundzüge einer psychodynamischen Prävention

Aus den Grundbegriffen und Orientierungen der Psychoanalyse kristallisiert sich psychodynamische Prävention als eine universelle, selektive oder indizierte Prävention auf drei Fokus-Ebenen: Konfliktfokus, Strukturfokus und Transmissionsfokus. Diese Fokusse werden im Folgenden getrennt ausgeführt, können aber in einzelnen Präventionsprogrammen sowohl getrennt als auch zusammen adressiert werden (▶ Abb. 3.1). Eine Kombination könnte vielversprechend sein, wie sich in aktuellen Studien zu Mechanismen der Veränderung in psychodynamischen Therapien bei Patient*innen mit Persönlichkeitsstörungen zeigte: Eine Kombination von Struktur- und Konfliktfokus erklärte die Verbesserung von Beziehungsfähigkeiten durch eine Veränderung von Einsicht und Affektbewusstsein (Höglend & Hagtved, 2019). Die Autoren arbeiteten darüber hinaus überzeugend heraus, wie die Veränderungen in den Therapien ermöglicht werden: durch ein konsequentes Arbeiten an der Übertragung oder allgemeiner ausgedrückt ein konsequentes Arbeiten in und an der therapeutischen Beziehung. Auch in der fokussierten psychodynamischen Eltern-Säuglings-Kleinkind-Therapie zeigt sich, dass das Programm mit einem individualisierten Fokus auf entweder Konflikt, Struktur oder einer Kombination aus beidem wirksam ist (Kress et al., 2021). Wie sich im zweiten Teil des Buches zeigen wird, ist das Gros der aktuellen psychodynamischen Präventionsprogramme im Bereich des Struktur- und Transmissionsfokus anzusiedeln. Über die Fokusse hinaus sind psychodynamische Präventionsprogramme eher der Verhaltensprävention zuzuordnen und dienen der Prävention psychischer Störungen vor dem Hintergrund der Erkenntnisse der psychodynamischen Entwicklungspsychopathologie. Darüber hinaus sind sie wie die psychodynamischen Therapien häufig affekt- und beziehungsdynamisch orientiert, da sie sich die psychodynamischen Wirkfaktoren zunutze machen. Aus psychodynamischer Sicht wird seit den ersten Veränderungsmodellen Freuds klar, dass universelle Kampagnen nur dann das Ziel der Verhaltensänderung erreichen, wenn sie emotional aufrütteln, persönliche Relevanz vermitteln, Vertrauen erzeugen (z. B. durch Beziehungsaspekte) und an der individuellen Handlungsfähigkeit (Agency) ansetzen.

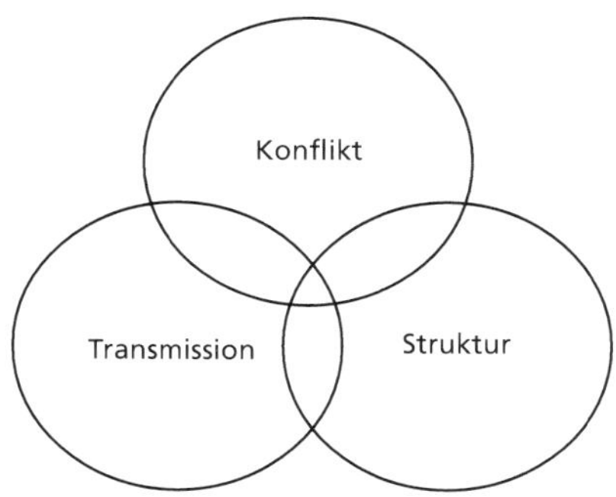

Abb. 3.1: Fokusse psychodynamischer Prävention

Für die prognostische Abwägung des Nutzens einer Präventionsmaßnahme ist es außerdem bedeutsam, die Ressourcen einer/eines Betroffenen einzuschätzen – dazu gehört eine der grundlegendsten Aspekte überhaupt: das Veränderungsmotiv bzw. die Veränderungsbereitschaft (unter Berücksichtigung der jeweiligen Veränderungsmöglichkeiten). Wie bei anderen Ansätzen auch, ist die Motivation seitens des Patienten/der Patientin, leidvolle Erfahrungen minimieren zu wollen, entscheidender Motor für den interventiven (präventiven, psychotherapeutischen) Prozess und die zu erzielenden Veränderungen in Erleben und Verhalten sowie auf Seiten des Psychologen/der Psychologin bzw. Therapeuten/ der Therapeutin die Idee, Veränderung hin zur Verbesserung sei eine realistische Zielerwartung. Dies liegt nicht allein in der Interventionsforschung, sondern auch in der Entwicklungspsychopathologie begründet – Entwicklung vollzieht sich dynamisch als Anpassungsprozess. Die Frage nach Faktoren, die Gesundheit begünstigen, finden sich im Konzept der Salutogenese nach Antonovsky (1979, 1987, 1997). Zentral für die Förderung von Gesundheit ist der Kohärenzsinn, der sich aus drei Aspekten zusammensetzt: (1) Verstehbarkeit, (2) Bewältigbarkeit und (3) Sinnhaftigkeit. Ein Gefühl der Kohärenz stellt sich ein, wenn eine Anforderung vorhersehbar und erklärbar ist, Ressourcen erkannt und genutzt werden, um sie zu bewältigen und es gefühlt lohnt, sich einzusetzen oder einen Lösungsweg oder eine angemessene Umgangsform zu finden.

In der Regel gelten psychodynamische Ansätze als eher defizitorientiert, dennoch lässt sich hier eine Parallele zeichnen. Denn Kohärenzsinn fußt auf internalisierten Beziehungsgefügen, intrapsychischen Konflikte und strukturellen Einschränkungen sowie Abwehrmechanismen, die das menschliche Leben auszeichnen und je nach Wechselspiel innerer und äußerer Variablen und Rahmenbedingungen zu psychischen Störungen führen können. Psychodynamisch gesehen könnte der Kohärenzsinn als Produkt einer gelingenden Beziehungserfahrung aufgefasst werden (sowohl in der kindlich-adoleszenten Entwicklung oder später als Ziel eines psychotherapeutischen Behandlungsverlaufs): In der Verquickung bewusster und unbewusster Prozesse, einer geringeren Ausprägung an Risiko- und einer höheren Ausprägung an internalen und externalen Protektivfaktoren (u. a. auch im Sinne einer flexiblen Anpassungsfähigkeit an die Umwelt) eingebettet in eine förderliche Umwelt kann es gelingen, Entwicklungsaufgaben adäquat zu bewältigen und erfolgreich zu durchlaufen. Wenn es möglich wird, bis zu einem gewissen Grad Einsichten zu generieren, die das Selbst und das Leben kohärent ordnen und die zur Konstruktion von Sinnzusammenhängen führen, die das Leben begreifbar machen, und die dazu beitragen, das Leben mit seinen Anforderungen regulieren und bewältigen zu können – nimmt die Wahrscheinlichkeit einer späteren Symptomentwicklung ab.

3.5 Der Konfliktfokus

Im Rahmen des Konfliktansatzes der psychodynamischen Krankheitslehre werden psychische Störungen als Ausdruck unbewusster Konflikte verstanden, deren psychische Integration in die Gesamtpersönlichkeit nicht gelungen ist. Diese dem Bewusstsein meist nicht oder kaum zugängigen Konflikte werden dabei als eine kreative Leistung des Individuums angesehen im Sinne des Versuchs, unvereinbare Wünsche und Anforderungen zu lösen, was als konstitutiv für eine normale Entwicklung angesehen wird. Damit ist gemeint, dass jeder Mensch unvereinbare Wünsche oder Motive und Anforderungen in sich lösen muss. Sich widersprechende Motive oder Motivbündel sind z. B. der gleichzeitige Wunsch nach Versorgung und der basale Wunsch, ohne andere auskommen zu können. Bei maladaptiven Lösungsversuchen für früh entstandene innerpsychische Konflikte (hier ist fast immer die Kindheit gemeint) überdauern dysfunktionale Motiv-Abwehr-Dynamiken (psychodynamischer Konflikt). In dem Beispiel könnte es sein, dass ein Kind bei zu häufiger Frustration seines Versorgungsbedürfnisses dieses Motivbündel verdrängt. Damit schützt das Kind sich vor der Enttäuschung, dass seine Bezugspersonen ihm Versorgung versagen mit Hilfe eines psychischen Abwehrprozesses. Dies ist keine kognitive Entscheidung, sondern ein unbewusster Prozess, der die Psyche des Kindes entlastet, sein individueller Lösungs- oder Anpassungsversuch. Tatsächlich ist der Wunsch nach Versorgung nicht weg, sondern wird über unbewusste Abwehrprozesse aus dem Bewusstsein ferngehalten. Rigide Motiv-Abwehr-Dynamiken werden im Rahmen der Konflikttheorie als Vulnerabilität angesehen, die unter bestimmt auslösenden Bedingungen zu psychischer Anfälligkeit und nachfolgender Dekompensation (psychische Erkrankung) führen können. Dabei spielt sowohl das Ausmaß der Rigidität der Motiv-Abwehr-Dynamik sowie deren Verwobenheit mit der Gesamtpersönlichkeit eine wichtige Rolle bei der Reaktion auf eine aktuelle Auslösesituation, die jene unbewusste Konfliktdynamik aktiviert oder triggert. Erst dann kommt es zu einer Symptomentwicklung (► Abb. 3.2). In dem Beispiel eines rigide abgewehrten Versorgungswunsches könnte z. B. die Geburt eines Kindes dazu führen, dass massive Versorgungswünsche durch die intensive Versorgung eines Neugeborenen aktiviert werden, die den Vater in postpartal depressive Verstimmungen versetzt. Der unbewusste Wunsch »Ich möchte auch so gern versorgt werden!« wird abgewehrt und der Wunsch nach Versorgung bleibt unbewusst. Im Falle einer Rationalisierung könnten z. B. schwierige Affekte so abgewehrt werden, dass er plötzlich ganz viel Arbeiten »muss« und kaum noch Zeit mit der Familie verbringen kann. Ein zeitlich überdauernder psychodynamischer Konflikt kennzeichnet sich durch festgelegte Erlebnismuster eines Menschen aus, die in entsprechenden Situationen immer wieder zu ähnlichen Verhaltensmustern führen (zyklisch maladaptive Beziehungsmuster), ohne dass dies dem Menschen bewusst wäre und ohne, dass er das dysfunktionale Konfliktverhalten aus eigener Willensanstrengung einfach überwinden könnte (Arbeitskreis OPD, 2006). In der Operationalisierten Psychodynamischen Diagnostik werden lebensüberdauernde potentielle Konflikte aufgelistet, die sich bei Vorliegen über verschiedene Lebensbereiche hinweg zeigen wie z. B. in Beziehungen (Partnerschaft, Freunde, Familie, Kinder), im Beruf oder Ausbildung, im Umgang mit Geld oder anderen Ressourcen. Die Konflikte der Konfliktachse beschreiben sich widersprechende Motive, die aktiv oder passiv ausgelebt werden können. Beispielsweise kann der Bereich von Versorgung und Autarkie, als passives Sich-versorgen-lassen ausgeprägt sein oder als aktives, ständig alle anderen versorgen zu müssen. Andere Konfliktfelder sind z. B. Abhängigkeit vs. Individuation sowie Unterwerfung vs. Kontrolle.

Prävention, die an den Konfliktfokus andockt, könnte an verschiedenen Ebenen des Entstehungsmodells ansetzen, besonders bedeutsam erscheint jedoch die Prävention eines rigiden psychodynamisch wirksamen Grundkonfliktes. Dieser Idee folgend könnte eine konfliktorientierte Prävention zunächst im Sinne universeller Prävention dafür sorgen, dass Eltern und anderen Pädagog*innen im Rahmen der aktuellen Gesellschaft die Möglichkeit gegeben werden, auf die altersentsprechende Bedürfnisse ihrer Kinder realitätsgerecht und empathisch eingehen zu können. Hierbei können z. B. Genderstereotype oder überholte Erziehungsvorstellungen von Verwöhnung und Härte bzw. Laissez-Faire kritisch hinterfragt werden. Im Hinblick auf das Kindeswohl wären dies auch Programme, die sich systematisch der Eindämmung oder Überwindung von emotionaler Vernachlässigung und emotionalem Missbrauch zuwenden, die in deutschen repräsentativen Befragungen hoch prävalent als häufigste Formen des Kindesmissbrauchs beschrieben werden (Häuser et al., 2011). Hierbei könnten psychodynamische Programme im Blick behalten, dass Eltern sich manchmal deshalb dysfunktional verhalten, da die Elternschaft selbst in ihnen rigide dysfunktionale Motiv-Abwehr-Dynamiken aktivieren kann. In diesem Falle könnte eine universelle Prävention im Rahmen von Elternkursen am Verstehen kindlicher Signale und Bedürfnisse und an einer Reflexion der eigenen Elternschaft ansetzen. Schließlich könnte im Bereich der indizierten Prävention eine Kurzzeitintervention mit Konfliktfokus angeboten werden, der auch die unbewusste Dynamik des Elternpaares in den Blick nimmt (vgl. die Säuglings-Eltern-Kind-Psychotherapie, ▶ Kap. 6.2).

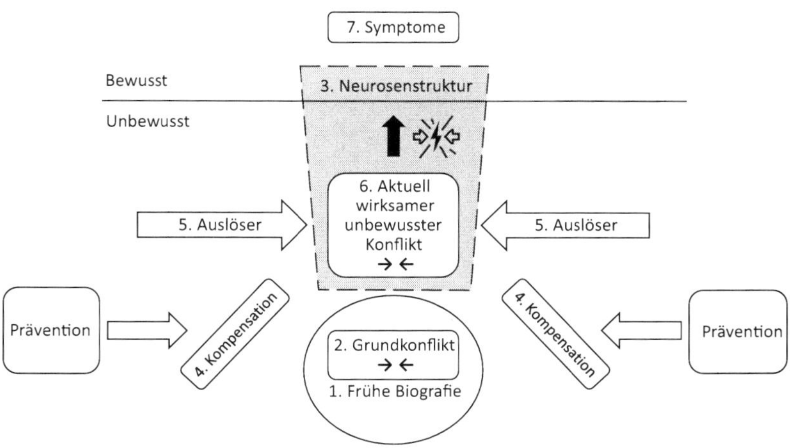

Abb. 3.2: Psychodynamisches Verständnis psychischer Störungen aus der Perspektive der Konflikttheorie (modifiziert nach Benecke, 2014)

3.6 Der Strukturfokus

Eine mangelnde Verfügbarkeit über basale psychische Funktionen stellt einen weiteren Aspekt psychischer Störungsdisposition aus Sicht der psychodynamischen Theorien dar. Mit dem Begriff der strukturellen Störungen werden in der psychodynamischen Theorie am ehesten Persönlichkeitsstörungen bezeichnet, da diese im Gegensatz zu den neurotischen Störungen nicht nur auf unbewusste Konflikte, sondern vor allem auf Defizite in der psychischen Struktur zurückgeführt werden. Die psychische Struktur ist für eine intrapsychische und psychosomatische Organisation, die das Individuum zur Regulation nutzt, um ein gewisses Wohlbefinden und Selbstwertgefühl sicherstellen und interpersonell die Beziehungen zu wichtigen Anderen auf eine individuell befriedigende Weise aufrechterhalten (Rudolf, 2020). Alle strukturellen Funktionen können als »Fähigkeit zu« gekennzeichnet, handlungsnah operationalisiert und empirisch untersucht werden. Der moderne Strukturbegriff der Operationalisierten Psychodynamischen Diagnostik (OPD-2) definiert Struktur als die Verfügbarkeit über regulative psychische Funktionen auf vier verschiedenen Funktionsniveaus von gut, mäßig, gering integriert bis desintegriert (Arbeitskreis OPD, 2006). Das Funktionsniveau wird auf vier Dimensionen eingeschätzt, die sich in Bezug auf das Selbst bzw. den Anderen jeweils in drei Bereiche untergliedern (▶ Tab. 3.3). Auf dem Boden struktureller Störungen entwickeln sich also vielfache habituelle problematische Lebens-, Verhaltens- und Beziehungsmuster. Im Rahmen der Objektbeziehungstheorie hat Otto Kernberg psychische Struktur als Persönlichkeitsorganisation definiert und unterscheidet zwischen neurotischer, Borderline und psychotischer Organisationsebene (Buchheim et al., 2006). Die Zuordnung der Persönlichkeitsorganisationsebenen erfolgt vor dem Hintergrund des Reifegrads an drei Funktionsdimensionen:

1. *Integriertheit der eigenen Identität*, d. h. inwieweit eine Person über stabile und differenzierte Bilder von sich und anderen verfügt,
2. *Reife der Abwehrmechanismen*, d. h. inwieweit eine Person bedrohliche innere und äußere Stimuli auf adaptive Weise verarbeiten kann, und

3. *Fähigkeit zur Realitätsprüfung*, d. h. inwieweit eine Person zwischen inneren und äußeren Stimuli unterscheiden und den Kontakt zur sozial geteilten Realität aufrechterhalten kann.

Diese psychodynamischen Konzepte der Erfassung psychischer Struktur wurden im Modell des Persönlichkeitsfunktionsniveau im alternativen Modell des DSM-5 (American Psychiatric Association, 2013) aufgegriffen und haben auch maßgeblich die Ausgestaltung des ICD-11 zur Diagnostik von Persönlichkeitsstörungen beeinflusst. Beide Klassifikationssysteme gehen in Bezug auf Persönlichkeitsstörungen von dimensionalen Phänomenen aus, die entlang eines Kontinuums von gesunden und dysfunktionalen Fähigkeiten zu beschreiben sind. Mit dem neuen System wird der Kritik an den bislang genutzten kategorialen Diagnosesystemen entsprochen, da sich die verschiedenen Diagnosen der Persönlichkeitsstörungen in der Praxis schlecht voneinander abgrenzen lassen. Das neue System schätzt das Persönlichkeitsfunktionsniveau in Bezug auf das Selbst (Identität und Selbststeuerung) und auf interpersonelle Beziehungen (Empathie und Nähe) ein. Das Kriterium A des alternativen Modells zur Erfassung von Persönlichkeitsstörungen unterscheidet Funktionsstörungen also in vier Kerndomänen, die jeweils in drei Facetten beschrieben werden (▶ Abb. 3.3). Das Persönlichkeitsfunktionsniveau weist dabei, wie bereits einleitend erwähnt, große Ähnlichkeiten mit dem psychodynamischen Konstrukt des Strukturniveaus oder der Persönlichkeitsorganisation auf (Zimmermann et al., 2015).

Alle Strukturkonzepte führen Defizite in der psychischen Struktur auf frühe und anhaltende Stress- und Bedrohungserfahrungen zurück, die die normale Entwicklung oder Reifung regulativer Funktionen unterbrechen, wie z. B. frühe Traumatisierungen und Misshandlungen. Dies führt dazu, dass Kinder unzureichende Erfahrungen darin machen, in negativen Affekten co-reguliert und bei der Selbstregulation unterstützt zu werden. Die Folge ist, dass sowohl das Verstehen der eigenen Person als auch das Verstehen anderer eingeschränkt ist (d. h. die Fähigkeit, zu mentalisieren). Aufgrund von dysfunktionalen Bindungserfahrungen werden häufig Beziehung zu anderen negativ erwartet, sodass der Aufbau einer tragfähigen therapeutischen Beziehung zu Patient*innen mit strukturellen Störungen erschwert ist. Strukturbezogene Therapien wurden aus der Erkenntnis heraus entwickelt, dass eine Durcharbeitung der Übertragungs-Gegenübertragungsbeziehung als therapeutisches Mittel bei dieser Patient*innengruppe weniger geeignet ist und gleichzeitig auch rein supportive Verfahren nicht nachhaltig wirken, da die Patient*innen therapeutische Erfahrungen nicht internalisieren können (Rudolf, 2020). Nach der Logik strukturbezogener Ansätze wird also zunächst an der Stärkung der Persönlichkeitsfunktionen gearbeitet, bevor an der Übertragungs-Gegenübertragungsdynamik angesetzt wird (wenn es überhaupt so weit kommt).

Tab. 3.3: Strukturachse der OPD-2 (nach Arbeitskreis OPD, 2006)

1. Selbstwahrnehmung und Objektwahrnehmung beschreiben das Ausmaß der Fähigkeiten, eigene innerseelische Vorgänge (z. B. Affekte) differenziert wahrnehmen und ein kohärentes Selbstbild (Identität) beschreiben, den anderen realistisch und ganzheitlich wahrnehmen sowie Eigenes und Fremdes trennen zu können.	
1.1 Selbstreflexion 1.2 Affektdifferenzierung 1.3 Identität	1.4 Selbst-Objekt-Differenzierung 1.5 Ganzheitliche Objektwahrnehmung 1.6 Realistisches Objekterleben
2. Selbstregulierung und Regulierung des Objektbezugs bezeichnen das Ausmaß der Fähigkeiten, sich als Urheber*in der eigenen Handlungen zu erleben und daraus Selbstwert zu ziehen sowie Selbstwert, Affekte und Impulse regulieren zu können, eigene Wünsche und Interessen auch in Beziehungen wahren, die Bedürfnisse anderer respektieren und deren Reaktionen vorhersehen zu können (Antizipation).	
2.1 Impulssteuerung 2.2 Affekttoleranz 2.3 Selbstwertregulierung	2.4 Beziehungen schützen 2.5 Interessenausgleich 2.6 Antizipation
3. Kommunikation nach innen und nach außen ist definiert als das Ausmaß einer Dialogfähigkeit mit sich selbst und anderen inkl. einer Reflexion emotionalen und körperlichen Erlebens.	
3.1 Affekterleben 3.2 Fantasien nutzen 3.3 Körperselbst	3.4 Kontaktaufnahme 3.5 Affektmitteilung 3.6 Empathie

Tab. 3.3: Strukturachse der OPD-2 (nach Arbeitskreis OPD, 2006) – Fortsetzung

4. Bindung an innere und äußere Objekte meint die Verinnerlichung von Beziehungserfahrungen, sodass diese als Repräsentationen genutzt werden können, um sich selbst zu beruhigen oder zu trösten und sich emotional an andere binden, Konflikte klären (z. B. verzeihen) und wieder Abschied nehmen zu können.	
4.1 Internalisierung	4.4 Bindungsfähigkeit
4.2 Introjekte nutzen	4.5 Hilfe annehmen
4.3 Variable Bindungen	4.6 Bindungen lösen

Der Strukturfokus eignet sich als sehr guter Ausgangspunkt für psychodynamische Präventionsansätze, die dann jeweils auf spezifische strukturelle Probleme oder eine Stärkung der gesamten Persönlichkeitsorganisation abzielen können. So können z. B. in Rahmen der indizierten Prävention spezifische psychologische Fertigkeitentrainings durchgeführt werden oder im Rahmen von schulbasierter, universeller Prävention über den Nutzen, die eigenen Emotionen zu kennen, zu differenzieren und damit regulieren zu können, aufgeklärt werden, um das Wissen über die Erscheinungsformen psychischer Probleme zu erweitern (Mental Health Literacy). Gleichzeitig können auch durch Übungen selbst das persönliche Relevanzempfinden gesteigert und Barrieren in die Versorgung minimiert werden. Aus beiden bisher beschriebenen Fokussen von Konflikt und Struktur in der psychodynamisch orientierten Prävention ergibt sich der dritte Schwerpunkt aus der Einschätzung der Bedeutsamkeit der ersten Lebensjahre und den Erfahrungen mit den zentralen Bezugspersonen. Aus psychodynamischer Sicht ist für eine gesunde und resiliente Entwicklung von Kindern entscheidend, ob Eltern in der Lage sind, ihren Kindern optimale bzw. ausreichend gute Bedingungen zur Verfügung zu stellen, was wir folgend mit dem Begriff der Transmission bezeichnen werden.

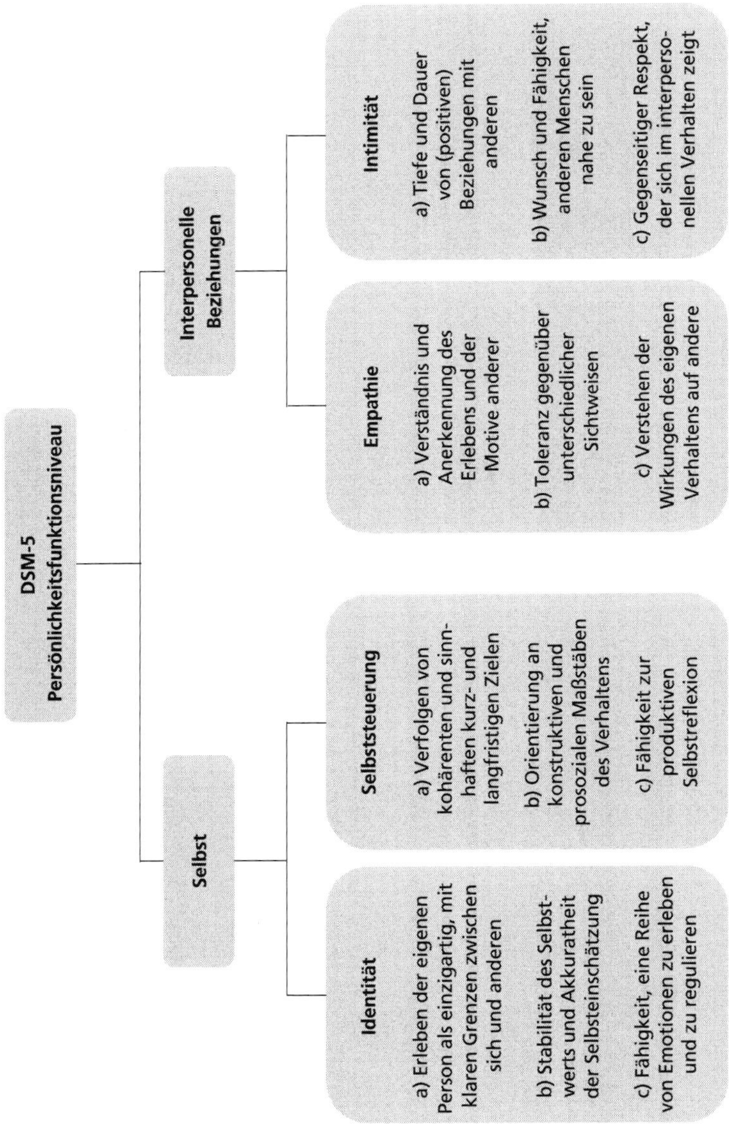

Abb. 3.3: Operationalisierung des Persönlichkeitsfunktionsniveaus im DSM-5 (übersetzt und angelehnt an American Psychiatric Association, 2013)

3.7 Der Transmissionsfokus

Menschen, die in ihrer eigenen Kindheit aversiven Erfahrungen oder Kindesmisshandlung ausgesetzt waren, stehen oftmals vor großen Herausforderungen, wenn sie selbst Eltern werden. Selma Fraiberg und Kolleg*innen (1975) haben dies mit der Metapher der »Ghosts in the Nursery« beschrieben, also der Gespenster im Kinderzimmer, die aus der Vergangenheit der Eltern stammen. Sie haben als erste eindringlich beschrieben, dass traumatisierte Eltern ihre eigenen Kinder unwillentlich in ihre unverarbeiteten Traumata verstricken können. Diese Prozesse werden im Rahmen psychodynamischer Theorien als projektive Prozesse verstanden. Ein Aspekt der Eltern-Kind-Interaktion (z. B. das normale kindliche Schreien) triggert eine traumatische Erinnerung im Elternteil und führt dann zu einer Fehlwahrnehmung der Situation, Interaktion und des Kindes. So kann das Kind z. B. als feindselig oder gar bedrohlich erlebt werden und das Elternteil unterstellt vielleicht negative Absichten (z. B. »das Kind schreit, um mich fertig zu machen!«). In der Konsequenz liegt ein hohes Risiko für dysfunktionale Interaktionen und auch Vernachlässigungen oder Misshandlungen vor. Inzwischen weist eine Fülle empirischer Studien darauf hin, dass Eltern mit frühen Misshandlungserfahrungen tatsächlich in ihrem Elternverhalten eingeschränkt sein können durch erhöhte elterliche Feindseligkeit, mangelnde Feinfühligkeit und einem Risiko, ihre Kinder ebenfalls zu misshandeln (eine systematische Übersicht findet sich bei Madigan et al., 2019). Allerdings bestehen hier deutliche Varianzen zwischen einzelnen Individuen, so dass hier nicht von einem Automatismus der Weitergabe traumatischer Erfahrungen gesprochen werden darf. Daher ist es besonders wichtig, Prädiktoren und kausale Verbindungen zu untersuchen, die Transmissionsbedingungen genauer entschlüsseln, um hilfreiche, effektive und nicht stigmatisierende Präventionsprogramme zu entwickeln (Alink et al., 2019).

Ein bereits identifizierter Risikofaktor für Transmissionseffekte stellt neben der frühen Traumatisierung eine psychische Erkrankung eines Elternteils dar. So haben ca. 30% der in Psychiatrien behandelten Patient*innen mit schweren psychischen Erkrankungen und 60–70% der behandelten Patient*innen mit weniger schweren Erkrankungen minderjährige Kinder (Lenz & Wiegand-Grefe, 2017). Damit erleben jährlich etwa 175.000 Kinder, dass ein Elternteil stationär psychiatrisch behandelt wird. Tatsächlich haben Kindern, deren Eltern psychisch erkrankt sind, ein 4x höheres Erkrankungsrisiko im Vergleich zu ihren Altersgenossen (Vostanis et al., 2006). Verglichen mit gesunden Kontrollgruppen zeigen Eltern mit psychischen Erkrankungen eine gesteigerte negative Einschätzung der Probleme ihrer Kinder und äußern ein stärkeres Bedürfnis nach Unterstützung in ihrer Elternrolle (Markwortet al., 2016). Dies zeigt einerseits den Bedarf und andererseits auch die Chance von Präventionsprogrammen, die die Transmission psychischer Erkrankungen auf die nächste Generation adressiert. Die mögliche transgenerationale Beeinträchtigung dieser Kinder wurde in der Vergangenheit während der Behandlung der Eltern vernachlässigt. Erst in den letzten Jahren gerieten diese Zusammenhänge mehr in die Aufmerksamkeit im Bereich der translationalen Versorgung, die der Sektorisierung in der Gesundheitsfürsorge entgegenwirkt. Aktuell laufen große Verbundprojekte in Deutschland, die vom Innovationsfonds und dem BMBF gefördert werden, um diesen Missstand mit präventiven Angeboten zu begegnen wie z. B. Chimpsnet (https://www.chimpsnet.org/ und UBICA (http://www.ubica.de/

Die Transmission psychischer Erkrankungen wird heute multikausal betrachtet. Lange wurde über eine genetische Komponente spekuliert, die die hohen Transmissionszahlen über eine direkte Vererbung der Erkrankung erklären könnte. Von dieser schlichten Vererbungstheorie ist die aktuelle Forschung abgerückt zugunsten einer Idee der Vererbung von Vulnerabilitäten oder Empfänglichkeiten. In der Konsequenz geht damit einher, dass bei einem möglichen Vererbungsrisiko die Bedeutsamkeit eines benevolenten Umfelds bei Kindern psychisch erkrankter Eltern erhöht ist. Dies wäre ein Ansatzpunkt für präventive Bemühungen, wobei der Schwerpunkt psychodynamischer Präventionskonzepte auf einer Stärkung der möglicherweise beeinträchtigten Elternkompetenzen liegt sowie der Bearbeitung dysfunktionaler elterlicher Krankheitsverarbeitung (z. B. Rückzug, Verleugnung, Fatalismus). Auf die Bedeutsamkeit der Elternkompetenzen als Bindungs- und Mentalisierungsfähigkeiten werden wir im Weiteren noch vertiefter eingehen, da viele psychodynamische Präventionsprojekte auf diesen Modellen aufbauen.

Ein weiterer Bereich liegt in der direkten Stärkung von Kindern mit psychisch kranken Eltern. Hier ist für die psychodynamischen Präventionsprogramme zentral, die sogenannte Parentifizierung der Kinder zu bearbeiten. Damit ist gemeint, dass Kinder in diesen besonderen Familienkonstellationen möglicherweise früh beginnen, den Eltern Verantwortung abzunehmen und selbst damit eine Elternrolle für die eigenen Eltern übernehmen. Dies geht oftmals zu Lasten der eigenen Entwicklung, wobei Parentifizierung auch als Resilienzfaktor angesehen werden kann, der später manchmal zum Ergreifen eines sozialen Berufs führt in der Fortsetzung der vertrauen Rolle (Klasen et al., 2019). Darüber hinaus können Präventionsprogramme bei der Bearbeitung möglicher negativer, bedrohlicher oder intensiver Gefühle der Kinder ansetzen, wie z. B. Ängste, Schuld- und Trauergefühle. Familientherapeutisch-orientierte Programme wie das Leuchtturm-Elternprogramm setzen an den familiären Kommunikationsstrukturen an, um einer Tabuisierung der Erkrankung vorzubeugen, die mit der Isolierung sowie Kommunikationsverboten innerhalb und außerhalb der Familie verbunden sein kann. Psychoedukation und Aufklärung über die Symptome einer Erkrankung können dabei alle Familienmitglieder entlasten und zu einer Ressourcenmobilisierung beitragen.

3.7.1 Die Rolle von Bindung und Mentalisierung in der transgenerationalen Weitergabe

Mit Bindung ist ein grundlegendes menschliches Verhaltenssystem gemeint, dass bei Stresserfahrungen, Trennungen und genereller Gefahr aktiviert wird und, evolutionsbiologisch verankert, zunächst das physische Überleben eines Individuums sichern soll. Bei Säuglingen und Kleinkindern führt eine Aktivierung des Bindungssystems (z. B. durch Angst, Erschöpfung, Verletzung) zu einem spezifischen schutzsuchenden Bindungsverhalten (z. B. Weinen oder Anklammern), welches bei den Pflegepersonen fürsorgliches Verhalten auslöst (z. B. in den Arm nehmen und trösten) (Bowlby, 1973). Mikulincer und Shaver (2007) haben fünf Aspekte aus der Perspektive des Kindes beschrieben, die eine sichere Bindungsbeziehung zwischen Kind und Fürsorgeperson kennzeichnen:

1. Das Kind sucht die Nähe der Fürsorgeperson, besonders in ängstigenden Situationen.
2. Die Fürsorgeperson wird im Sinne der Beruhigung/Affektregulation als sicherer Hafen genutzt.
3. Die Fürsorgeperson dient als sichere Basis und als Ausgangspunkt für Explorationsverhalten.
4. Die Fürsorgeperson wird als stärker und weiser erlebt.
5. Eine Unterbrechung des Kontaktes mit der Fürsorgeperson löst Trennungsangst aus.

Erfahrungen von schutzbietendem Verhalten seitens der frühen Bezugspersonen haben Auswirkungen auf das generelle Sicherheitserleben, weshalb Bindungserfahrungen gleichzeitig Regulatoren des emotionalen Erlebens darstellen. Eine sichere Bindung stellt nach dieser Perspektive die Folge einer erfolgreichen Gefühlsregulation durch die primäre Bezugsperson dar. Ab dem vierten Lebensjahr geht die Bedeutsamkeit der Bindungserfahrungen über das reine physische Überleben hinaus, was Bowlby (1973) mit dem Begriff der zielkorrigierten Partnerschaft beschrieben hat. Frühe Erfahrungen mit den Bezugspersonen werden zu verinnerlichten repräsentationalen Systemen zusammengefasst, die Bowlby »innere Arbeitsmodelle« von Bindung (Internal Working Modells, IWM) nannte, wobei unabhängige Arbeitsmodelle für jede Bezugsperson angenommen werden. Innere Arbeitsmodelle bestehen aus prozedural verankerten und generalisierten Überzeugungen und Erwartungen darüber, wie Bindungsbeziehungen funktionieren und was jemand aus diesen Beziehungen gewinnt.

Später wird das repräsentationale System genutzt, um das Verhalten anderer vorherzusagen. Je besser dieser Vorhersagewert ausgeprägt ist, desto höher ist der selektive Vorteil und desto eher werden weitere kognitive Fähigkeiten gefördert (Bogdan, 2010). Die Verarbeitung des repräsentationalen Systems kann möglicherweise als eine interpersonale Interpretationsfunktion bezeichnet werden, die nicht nur der Speicherung von Erfahrung dient, sondern auch der Verarbeitung neuer Erfahrungen. Dafür ist eine Aufmerksamkeitskontrolle notwendig, welche eine selektive Aktivierung von mentalen Zuständen ermöglicht. Des Weiteren basiert die interpersonale Interpretationsfunktion auf einer gelingenden Affektregulation und Mentalisierung, d. h. einer symbolischen Repräsentation mentaler Zustände und der Reflexion der Bedeutung verschiedener mentaler Befindlichkeiten sowie Auswirkungen auf das Verhalten.

Damit wird den Erfahrungen in frühen Bindungsbeziehungen eine bedeutsame Rolle in der Entwicklung der Vorstellungen über das Selbst und Beziehungen sowie des allgemeinen interpersonalen Verständnisses zugesprochen. Die elterlichen Fähigkeiten, auf die Bindungsbedürfnisse ihrer Kinder akkurat eingehen zu können, hängen aus Sicht der Bindungsforschung von deren eigenen inneren Arbeitsmodellen ab. Dabei wird aktuell von einem Zusammenspiel von Bindung und Mentalisierung in Bezug auf die elterlichen Kompetenzen ausgegangen. Die Eltern, die über eine sichere Bindung und eine hohe Mentalisierungsfähigkeit verfügen, können ihre Kinder am ehesten adäquat unterstützen, da sie diese akkurat wahrnehmen können und auch in ihrer autonomen Entwicklung am besten fördern. Unsicher-gebundene Eltern werden auf einem Kontinuum zwischen vermeidendem und verstricktem Verhalten angesiedelt, während bei niedriger Mentalisierung in Verbindung mit unverarbeiteten Traumatisierungen hilfloses bis feindseliges Elternverhalten verortet wird (► Abb. 3.4). Bevor auf die Schutzfunktion von Mentalisierung und Bindung in der Prävention der Weitergabe von Traumata weiter eingegangen wird, soll daher kurz dargestellt werden, welche Konsequenzen frühe Traumatisierungen in Bindungsbeziehungen nach sich ziehen können.

Folgen früher Traumatisierungen werden in der Bindungsforschung unter dem Begriff der desorganisierten Bindung zusammengefasst. Damit ist gemeint, dass ein Kind, das von seiner Bindungsperson traumatisiert wird, keine organisierte Strategie der Bewältigung von Ängsten etablieren kann, da widersprüchliche Verhaltenssysteme aktiviert werden, wenn die Bindungsfigur selbst Quelle der Angst ist. Das angsterfüllte Kind hat also den Impuls, Nähe und Fürsorge bei der Bindungsperson zu suchen und gleichzeitig von der ängstigenden Person wegzulaufen. Daher frieren desorganisierte Kinder oftmals in ihrer Motorik ein, da sie weder hin- noch wegkönnen. Dies hat auch Konsequenzen für die Entwicklung von Mentalisierung. In desorganisierenden Bindungskontexten signalisieren primäre Bezugspersonen oftmals widersprüchliche

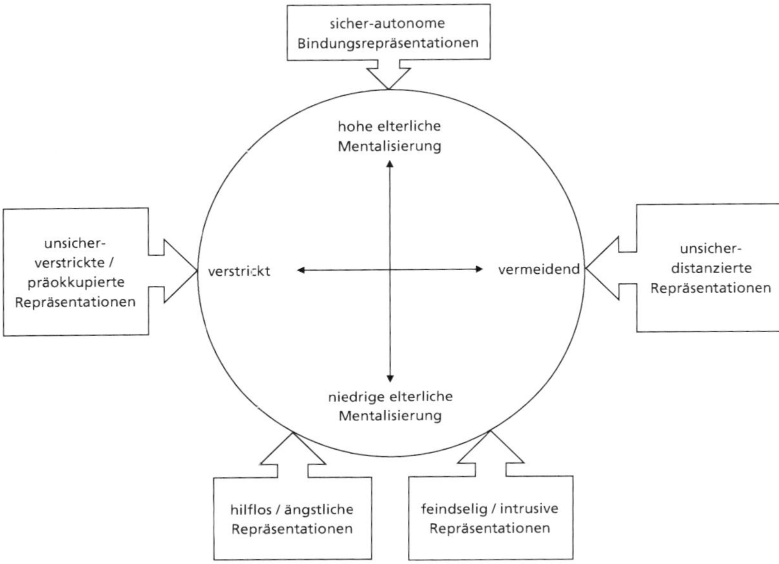

Abb. 3.4: Bindungsrepräsentationen und Mentalisierung im elterlichen Verhalten (übersetzt und leicht modifiziert nach Grienenberger, Denham & Reynolds, 2017)

mentale Einstellungen zum Kind, z. B. missbrauchend vs. fürsorglich, und verhalten sich im Vergleich zwischen privatem und öffentlichem Raum widersprüchlich, um z. B. missbräuchliches Verhalten zu verbergen. Daher ist es für ein Kind in solchen Bindungskontexten ungleich schwerer bzw. unmöglich, das Verhalten der Bezugspersonen mentalisierend vorhersehen zu können. Die permanente Angst vor erneuten Traumatisierungen und die damit verbundenen Hilflosigkeits- und Ohnmachtsgefühle können nur bewältigt werden, indem die Identität der misshandelnden Person in getrennte innere Welten mit jeweils widerspruchsfreien Intentionen (verfolgend vs. idealisiert gutartig) aufgespalten wird. So kann die mentale Kohärenz innerhalb der aufgespaltenen Identitäten gewahrt bleiben, jedoch auf Kosten einer Verzerrung der sozialen Realität. Diese Spaltung der Identitäten wird als pathologisches Muster der Selbstentwicklung betrachtet.

Hinsichtlich des Einflusses früher aversiver Erfahrungen auf die Mentalisierungsfähigkeit haben Fonagy und Kollegen (2002) das Modell einer Hemmung der Mentalisierung als Anpassung an einen missbräuchlichen familiären Kontext vorgeschlagen. Eine dauerhafte oder temporäre Einschränkung der Mentalisierung dient als Schutz, da es dem missbrauchten Kind ermöglicht, nicht länger über die vermutlich im Moment des Missbrauchs böswilligen Motive des Täters nachzudenken. Ausgehend von diesen Befunden erklären Luyten und Fonagy (2018) den Zusammenhang zwischen Kindesmisshandlung und Psychopathologie durch ein nicht adäquates interpersonales Verständnis und eine damit zusammenhängende eingeschränkte Verhaltensflexibilität und führen dies für die Entwicklung adoleszenter Depressionen und Verhaltensstörungen modellhaft aus.

Im Bereich der psychodynamischen Prävention geht es den meisten Autoren darum, den Teufelskreis einer Weitergabe von Kindesmisshandlung zu unterbrechen. In diesem Zusammenhang wurde die elterliche Mentalisierung als zentraler protektiver Faktor identifiziert, der die Weitergabe von Misshandlung unterbrechen kann (Berthelot et al., 2019). So zeigte die »London Parent Child Study«, dass Mütter trotz eigener traumatisierender Vorgeschichte sicher gebundene Kinder haben können, wenn sie über ausgeprägte Mentalisierungsfähigkeiten verfügen (Luyten et al., 2017). Schechter et al. (2008) konnten zeigen, dass Mütter mit Posttraumatischen Belastungsstörungen aufgrund von Gewalterfahrungen ein ausgewogenes Bild ihrer Kinder hatten, wenn sie gut mentalisieren konnten im Vergleich zu einseitigen Sichtweisen bei Müttern mit niedrigen reflexiven Fähigkeiten. Diese Arbeitsgruppe konnte auch belegen, dass herausfordernde emotionale Situationen in der frühen Kindererziehung als Trauma-Trigger fungieren und Mentalisierungsförderung daher an emotional schwierigen Situationen ansetzen sollte. Borelli und Kollegen (2019) konnten kürzlich zeigen, dass die mütterliche Fähigkeit der Mentalisierung des eigenen Traumas die Weitergabe von Traumatisierungen an die nächste Generation erfolgreich unterbricht. Damit leisten Studien zu den Mechanismen der Transmission einen entscheidenden Beitrag zur Ausrichtung von Präventionsprogrammen, die eben nicht rein an den elterlichen Kompetenzen, sondern eben auch an der Integration der elterlichen Traumaerfahrungen ansetzen sollten.

Zusammenfassung

Aus der jeweiligen Sicht der Entstehung von Psychopathologie der fünf Psychologien der Psychoanalyse können spezifische Ideen für die Prävention abgeleitet werden. Gemeinsam ist allen Ansätzen, dass sowohl die Inhalte von Repräsentationen als auch der intra- und interpsychische Umgang mit diesen Repräsentationen im Sinne adaptiver Funktionen und Abwehr als bedeutsame Erklärungsfokusse für Gesundheit und Psychopathologie angesehen werden. Darüber hinaus besteht Einigkeit darüber, dass ätiopathogenetische Weichen psychopathologischer Phänomene bereits in den ersten Lebensjahren gestellt werden bzw. dort lebenslange Schutzfaktoren etabliert werden können, so dass die Unterstützung der ersten Jahre im Zentrum psychodynamischer Prävention steht. Wir konnten drei verschiedene Fokusse der psychodynamischen Prävention differenzieren: den Konfliktfokus, den Strukturfokus und den Transmissionsfokus. Prävention, die an den Konfliktfokus andockt, widmet sich der Vermeidung oder Bearbeitung rigider psychodynamisch wirksamer unbewusster Grundkonflikte. Der Strukturfokus zielt auf die Ermöglichung oder Stärkung der Ausbildung psychischer Fertigkeiten ab. Transmission als Ansatzpunkt für präventive Bemühungen widmet sich psychisch kranken oder traumatisierten Eltern oder Kindern in diesen Familienkonstellation, wobei diese nicht rein an den elterlichen oder kindlichen Kompetenzen ansetzen, sondern auch an der Integration der elterlichen Traumaerfahrungen als Möglichkeit der Unterbrechung transgenerationaler Weitergaben psychischer Erkrankungen.

Weiterführende Literatur

Fonagy, P. & Target, M. (2006). *Psychoanalyse und die Psychopathologie der Entwicklung*. Klett-Cotta

Kealy, D. & Ogrodniczuk, J. (2019). *Contemporary Psychodynamic Psychotherapy*. Academic Press.

Pine, F. (1988). The four psychologies of psychoanalysis and their place in clinical work. *Journal of the American Psychoanalytic Association*, *36*(3), 571–596. https://doi.org/10.1177/000306518803600301

Fragen zum weiteren Nachdenken

- Wie kann der Kohärenzsinn eines Individuums aus psychodynamischer Perspektive gestärkt werden?
- Welchem Fokus der psychodynamischen Prävention entspricht eine Radiokampagne, die ein Nachdenken über vernachlässigte Grundbedürfnisse anregt?
- Wie könnte ein Präventionsprogramm gegen häusliche Gewalt gestaltet sein, das im Strukturfokus angesiedelt ist?

4 Universelle psychodynamische Präventionsprogramme

Einführung

Universelle Präventionsprogramme setzen an der Allgemeinbevölkerung an, um die Inzidenz von Risikomerkmalen und Neuerkrankungen bei allen zu senken. Hierfür eignen sich insbesondere Zielgruppen der Allgemeinbevölkerung, die sich in spezifischen Transitionslebensphasen befinden wie z. B. der Eintritt in die Elternschaft oder der Übergang von einer häuslichen/familiären Betreuung in die Krippenbetreuung/Kindergarten. Viele universelle Programme sind darüber hinaus schulbasiert, da hier Geburtskohorten in ihrer Gesamtheit angesprochen werden können. In diesem Kapitel werden fünf ausgewählte universelle psychodynamische Programme vorgestellt. Am Ende jeder Programmbeschreibung erfolgt eine tabellarische Kurzübersicht.

Lernziele

- Universelle psychodynamische Präventionsprogramme für den Krippen- und Kindergartenbereich sowie Schulbereich mit ihren jeweiligen Spezifika kennen
- Praxisbeispiele für psychodynamische universelle Prävention kennen
- Verknüpfungen psychodynamischer Theorie und Anwendungen in der universellen Prävention verstehen

In diesem Kapitel erfolgt eine Auswahl universeller psychodynamischer Präventionsprojekte aus dem Bereich der allgemeinen Frühen Hilfen (»Das Baby verstehen«), der Begleitung von Eingewöhnungsprozessen in der Krippenbetreuung (»Amor Parentum«) sowie der Empathieförderung im Kindergarten und der Grundschule (»Base«). Darüber hinaus gehen wir auf schulbasierte Programme ein, die der allgemeinen Entwicklungsförderung dienen (»PATH«) sowie der Stärkung von Mental Health Literacy im Bereich der psychischen Gesundheit von Grundschüler*innen (»Lasst uns über psychische Gesundheit sprechen«). Wir möchten darüber hinaus an dieser Stelle auf Programme hinweisen, die sich an der Grenze zwischen universeller Verhaltens- und Verhältnisprävention bewegen und sich auf eine Gesundheitsförderung zur Prävention psychischer Erkrankungen in Schulen beziehen und dabei auch die Schulorganisation in den Blick nehmen (»5 Steps to Mental Health and Well-being« des Anna-Freud-Centers London sowie die »Peaceful Schools«, Taubner et al., 2017).

Die Auswahl der Programme ist selektiv, da eine vollständige Liste den Umfang des Buches verlassen hätte. Die hier vorgestellten Programme sollen einen Überblick über möglichst verschiedene Herangehensweisen vermitteln und zu weiteren Projekten oder Umsetzungen inspirieren. Daher erfolgte die Auswahl vor dem Hintergrund der folgenden Kriterien: psychodynamische Ausrichtung, Begleitforschung, Verbreitung im deutschsprachigen Raum, Innovationsgehalt und Umsetzungserfahrungen bei den Autorinnen. Uns ist klar, dass viele weitere Programme auch diese Kriterien erfüllt hätten und müssen die interessierten Leser*innen hier auf andere Publikationen verweisen. Wie bitten um Verständnis, dass bei allen Programmdarstellungen Projekte den Vorzug erhalten haben, mit denen wir selbst oder unsere Arbeitsbereiche bereits Erfahrungen haben.

4.1 Elternschule: Das Baby verstehen

Die Elternschule »Das Baby verstehen« wurde von Angelika Gregor und Manfred Cierpka im Rahmen ihrer Tätigkeiten in der Eltern-Säuglingssprechstunde des Universitätsklinikums Heidelberg entwickelt (Gregor & Cierpka, 2005) und folgt der Idee eines »Elternführerscheins«, den Eltern bei der Geburt des ersten Kindes ablegen. »Das Baby verstehen« stellt ein universelles Präventionsprogramm dar, dass alle drei Fokusse der psychodynamischen Prävention umfasst, da es für alle Eltern mit dem Ziel der Stärkung intuitiver Elternkompetenzen entwickelt wurde und somit sowohl den Konflikt-, den Struktur- als auch den Transmissionsfokus abbildet.

Die Elternschule ist primär als Kursangebot für 5–7 Elternpaare konzipiert und kann durch Fachkräfte der Frühen Hilfen (z. B. Hebammen, Sozialarbeiter*innen) durchgeführt werden. Der Kurs ist eine Begleitung und Unterstützung vom Ende der Schwangerschaft an und während der ersten Zeit mit dem Baby, um werdende Eltern für die kindlichen Signale zu sensibilisieren und eine überwiegend positive Beziehung zum Kind von Anfang an zu ermöglichen.

Eltern verhalten sich Säuglingen gegenüber automatisch richtig, was als intuitive elterliche Kompetenzen bezeichnet wird (Papousek, 2001). Diese elterlichen Kompetenzen sind einer bewussten Kontrolle weitgehend entzogen, steuern jedoch das elterliche Verhalten dem Säugling gegenüber. So antworten Eltern auf die Bedürfnisse ihrer Säuglinge zumeist automatisch intuitiv, um adäquate Hilfestellungen für die körperliche und seelische Entwicklung des Babys zu geben. Elterlichen Kompetenzen liegt vermutlich eine spezifische elterliche Sensitivität zugrunde, die ausführlich im Bereich der Bindungsforschung untersucht wurde. Sensitivität in der Eltern-Säuglingsbeziehung bedeutet, dass Eltern die kindlichen Signale wahrnehmen, sie richtig interpretieren sowie prompt und angemessen darauf reagieren. Diese Aspekte werden als Grundlage für die Entwicklung einer sicheren Bindung angesehen. In der Anfangszeit mit dem Säugling begünstigt Sensitivität zunächst positive Interaktionen, die die elterliche Selbstwirksamkeit, die Beziehungsqualität und das Wohlbefinden des Säuglings im Sinne eines Engelskreislaufs steigern.

Intuitive Elternkompetenzen können jedoch aus verschiedenen Gründen beeinträchtigt oder nur mangelhaft ausgeprägt sein (z. B. mangelnde Passung zwischen Eltern und Kind, schwieriges kindliches Temperament, Konflikte in der Rollenübernahme als Eltern, soziale Stressoren, Partnerschaftsprobleme, Frühgeburt, Missverständnisse in der Eltern-Kind-Kommunikation). Gregor und Cierpka (2005) gehen besonders auf kommunikative Schwierigkeiten ein, wenn Eltern z. B. einen unzufriedenen Ausdruck ihres Babys missinterpretieren, nicht adäquat reagieren und dann frustriert sind, dass sie ihr Kind nicht beruhigen können. So könne ein Missverständnis darin bestehen, dass Eltern das Signal des Kindes als Ausdruck des Wunsches nach intensiver Stimulation fehlinterpretieren, während der Säugling eigentlich Beruhigung sucht. Die Stimulierung der Eltern wird dann vermutlich zu größerer Unzufriedenheit im Kind führen, was die elterliche Sorge weiter erhöht. Wenn Eltern in ihren Regulationsbemühungen häufiger scheitern, so hat dies doppelt negative Konsequenzen: das Kind erfährt keine Co-Regulation (von der es abhängig ist) und die Eltern werden zunehmend unsicherer. Wenn Eltern die Signale ihrer Kinder zu häufig missinterpretieren und mit der Co-Regulation des Säuglings überlastet sind, kann dies zu Teufelskreisen bis hin zu Eskalationen führen (z. B. Schütteltrauma). Hier besteht das Risiko einer negativen Gegenseitigkeit, wenn zwischen den Interaktionspartnern chronische Missverständnisse bestehen. Relativ geringfügige Missverständnisse können folglich erhebliche Konsequenzen nach sich ziehen, was den Bedarf des Trainierens elterlicher Kompetenzen begründet.

In der Elternschule »Das Baby verstehen« werden Eltern in insgesamt fünf Sitzungen in ihren intuitiven Elternkompetenzen trainiert, für die kindlichen Signale sensibilisiert und in ihrem elterlichen Kompetenzerleben gestärkt. Die fünf Sitzungen finden zu den folgenden Themen statt: 1. Ich sorge auch für mich selbst. 2. Wie können Partner zusammenarbeiten? 3. Das Baby sendet Signale aus. 4. Warum weint unser Baby? 5. Vertrauen in die eigenen Kompetenzen.

Jede Sitzung folgt demselben Aufbau. Zunächst wird in das Thema theoretisch eingeführt und dann folgt eine Entspannungsübung. Als nächstes werden Video- oder Beobachtungsanalysen durchgeführt. Diese bilden den Schwerpunkt des Programms. Video oder live-Beobachtungen typischer Kommunikationssignale von Säuglingen und exemplarischer intuitiver Verhaltensweisen von Eltern werden betrachtet, diskutiert und reflektiert. Hierzu werden also zunächst Videosequenzen geschaut und später werden die Interaktionen mit den eigenen Säuglingen betrachtet. Dabei sind jeweils drei Fragen erkenntnisleitend:

1. Wie geht es wohl dem Baby gerade?
2. Durch welche konkreten Signale äußert es seinen Zustand?
3. Was will es uns mit seinem Verhalten mitteilen?

Tab. 4.1: Übersicht zu »Das Baby verstehen«

Elternschule »Das Baby verstehen«	
Gregor A., Cierpka, M. (2004). *Das Baby verstehen. Das Handbuch für Hebammen zum Elternkurs. Focus-Familie.*	
Adressat*innen	Kursangebot für 5–7 Elternpaare durch Fachkräfte der Frühen Hilfen (z. B. Hebammen, Sozialarbeiter*innen) vom Ende der Schwangerschaft an und während der ersten Zeit mit dem Baby
Ziel	Stärkung der intuitiven Elternkompetenzen
Theorie	Eingeschränkte intuitive Elternkompetenzen beeinträchtigen die Eltern-Säuglingsbeziehung und bergen das Risiko früher Fehlentwicklung; Programm verhindert frühe Konflikte und Fehlkommunikation durch eine Verbesserung der Wahrnehmung der kindlichen Bedürfnisse (elterliche Sensitivität, basierend auf der Bindungsforschung)
Umfang	5 Sitzungen
Wirksamkeit	Eine positive Pilotstudie (Stasch & Cierpka, 2006)
Wie finde ich es?	www.felsenweginstitut.de/angebot/das-baby-verstehen

Den Abschluss jeder Sitzung bildet ein Transfer in den Alltag der teilnehmenden Eltern, um eine Generalisierung des Wissens zu ermöglichen. Fachkräfte können den Kurs nach einer zweitägigen Schulung auf der Grundlage eines Handbuchs und einer DVD mit Videomaterial durchführen. Aktuell ist das Felsenweg-Institut für die Umsetzung des Programms verantwortlich (www.felsenweginstitut.de/angebot/das-baby-verstehen/).

Eine Pilotstudie an 60 Eltern zeigte eine hohe Akzeptanz des Kurses und die Bedeutsamkeit der Kursinhalte, die den Teilnehmenden trotz intensiver Geburtsvorbereitungskurse größtenteils neu waren. 90% der Eltern würden den Kurs weiterempfehlen (Stasch & Cierpka, 2006). Hier wären sicherlich weitere empirische Untersuchungen der Wirksamkeit des Programms empfehlenswert, wobei dies im Rahmen der Implementation der Elternschule für Risikogruppen bereits ansatzweise erfolgt ist (► Kap. 5.1 »Keiner fällt durchs Netz«). Ein ähnliches Programm der universellen Prävention ist z. B. das bindungsbasierte Elterntraining SAFE (Brisch, 2010).

4.2 Amor Parentum

Das Programm »Amor Parentum« definiert sich als Teil der in Deutschland seit 2007 neu eingeführten »Frühen Hilfen« und optimiert die Schnittstelle des Übergangs in die Krippe, wenn die übliche Versorgung durch Familienhebammen im ersten und zweiten Lebensjahr des Kindes endet (Bark, 2020). Die Krippenversorgung für die Kinder unter drei Jahren steht in Deutschland immer wieder in der Kritik als eine zu frühe institutionelle Versorgung, die dem Kindeswohl potentiell schade, da sich eine zu frühe Trennung bindungstraumatisierend auswirken könne. Gleichzeitig werden frühe Gefährdungen der Kindesentwicklung zumeist in den Familien verortet. Die Krippe könnte somit neben der Vereinbarkeit von Beruf und Familie die Funktion einer Wächterin für das kindliche Wohl im Anschluss an die Familienhebammen übernehmen und kann darüber hinaus auch kompensatorisch wirksam sein, wenn die Familien z. B. überlastet sind oder keine sicheren Bindungen bislang innerhalb der Familie etabliert werden konnten. Ein aktuelles Review konnte aus dem Stand der Forschung zu den Krippeneffekten tatsächlich ableiten, dass die Krippenbetreuung der unter Dreijährigen positive Effekte auf die Kindesentwicklung nach sich zieht (z. B. kognitiv und sozial), wenn die Betreuung qualitativ hochwertig ist (konzeptuell und nach dem Betreuungsschlüssel; vgl. Holl et al., 2020). Das Programm »Amor Parentum« will die Prozessqualität der Krippenbetreuung durch eine strukturierte Krippeneingewöhnung verbessern. Damit setzt das Projekt an verschiedenen Ebenen an: 1. Die Krippenmitarbeiter*innen werden für die mit der Eingewöhnung einhergehenden Trennungsprozesse sensibilisiert und können individuell auf die Bindungsbedürfnisse der Kinder eingehen; 2. die Bindung zwischen Eltern und Kind wird durch gezielte Übungen gestärkt; 3. das Kind erfährt einen sanften Übergang in die Krippe und wird in seiner eigenen Bindung an die Eltern und die Erzieherinnen gestärkt. Sicher gebundene Kinder erfahren durch das Programm eine Vertiefung der Bindungssicherheit und unsicher gebundene Kinder werden kleinschrittiger und behutsamer eingewöhnt, da hier die Gefahr der Verunsicherung sowohl der Eltern-Kind-Beziehung als auch des Kindes größer ist. Sowohl Krippenmitarbeiter*innen als auch die Eltern erfahren eine Stärkung ihrer Mentalisierungsfähigkeit in Bezug auf ihren sensiblen Umgang mit Trennungsprozessen beim Kind. Daher kann das Präventionsprogramm sowohl dem Konflikt- als auch dem Strukturfokus zugeordnet werden.

Der Rahmen für Amor Parentum ist das in Deutschland verbreitete Berliner Eingewöhnungsmodell, das aus Grund-, Stabilisierungs- und Abschlussphase besteht. Nach drei Tagen des Spielens in Anwesenheit der sich passiv verhaltenden primären Bezugsperson (z. B. Mutter oder Vater), kommt es am 4. Tag zu einer ca. 30-minütigen Trennung. Das Verhalten des Kindes während dieser Trennung entscheidet über den Verlauf der weiteren Eingewöhnung: Lässt sich das Kind nach anfänglichem Protest gut beruhigen, so wird die Eingewöhnung nach einer Woche beendet. Muss der Trennungsversuch abgebrochen werden, so wird eine längere Eingewöhnung angesetzt. Abgeschlossen gilt die Eingewöhnung dann, wenn das Kind die Betreuerin als neue Bezugsperson im Sinne eines sicheren Hafens angenommen hat.

Amor Parentum nutzt die Zeit, die Eltern in der Eingewöhnung in der Krippe verbringen, um deren Bindungsverhalten zu stärken. Dazu wird im Aufnahmegespräch exploriert, welche Strukturen und Rituale in der Familie bislang zur Bewältigung von Co- und Selbstregulationsaufgaben praktiziert wurden und wie die Eltern den Übergang in die Krippe erleben und mental besetzen. Am ersten Tag werden die Eltern ermuntert, gemeinsam mit ihrem Kind die Krippe zu erkunden, d. h. eine aktive Explorationsunterstützung zu leisten. Diese gemeinsame Aktivität dient der weiteren Diagnostik der Interaktionsqualität zwischen Kind und Elternteil und soll diejenigen Kinder identifizieren, die eine Bindungsstärkungsintervention benötigen. Den so identifizierten Eltern-Kind-Dyaden wird eine Intervention angeboten, die aus zehn einstündigen Einheiten besteht. Jede Einheit beginnt mit einem psychoedukativen Teil über entwicklungspsychologische Themen, die anhand von Videobeispielen demonstriert werden. Es folgt eine Übung, die zunächst von der Erzieherin demonstriert und dann vom Elternteil übernommen wird. Als Transfer der Einheit werden noch ergänzende Anregungen für die Eltern-Kind-Interaktion zu Hause gegeben, die jeweils die Begleitung des kindlichen Spiels (Exploration) oder die Bindung stärken sollen. In allen Übungen soll neben der Bindung auch eine mentalisierende Haltung der Eltern unterstützt werden, d. h. eine Neugierde für die mentalen Zustände ihrer Kinder, angemessene verbale Kommentare zu den mentalen Zuständen formulieren zu können sowie die Berücksichtigung der mentalen Zustände im Umgang mit dem Kind.

Fachlich wird das Programm über ein Tandem-Modell umgesetzt, bei dem die Krippenmitarbeiter*innen von einem psychotherapeutisch ausgebildeten Trainer fortgebildet und supervidiert werden. Das Programm wurde im Saarland an sechs Krippen pilotiert und im Rahmen einer Machbarkeitsstudie wissenschaftlich begleitet. Die Machbarkeitsstudie zeigte positive Ergebnisse im Sinne der Umsetzbarkeit, Verständlichkeit und Zufriedenheit sowohl der Erzieher*innen als auch der Eltern mit dem Programm (Bark et al., 2016). Daraufhin wurde Amor Parentum auch an anderen Standorten implementiert wie z. B. den Elbkindern in Hamburg. Aktuell wurde das Programm um kultur- und trauma-sensibles Arbeiten mit Flüchtlingen ergänzt und wird im Rahmen einer Wirksamkeitsstudie mit Mitteln aus dem Bundesministerium für Bildung und Forschung (BMBF) durch das Institut für Psychosoziale Prävention des Uni-Klinikums Heidelberg evaluiert (Mayer et al., 2019).

Tab. 4.2: Übersicht über das Krippenprogramm Amor Parentum

Amor Parentum – ein mentalisierungsbasiertes Präventionsprogramm zur Krippeneingewöhnung	
Bark, C. (2020). Elternarbeit bei der Eingewöhnung in die Kinderkrippe nach dem mentalisierungsbasierten Eingewöhnungsmodell »Amor Parentum«. *Zeitschrift für Individualpsychologie, 45(3)*, 239–250.	
Adressat*innen	Das Programm wird durch die Krippenerzieher*innen durchgeführt und arbeitet sowohl *mit* als auch *an* den Eltern.
Ziel	Stärkung der Eltern-Kind-Beziehung, Stärkung der Mentalisierungsfähigkeit in Bezug auf die feinfühlige Begleitung von Trennungen, Unterstützung der Eingewöhnung in die Krippe und Etablierung sicherer Bindungen
Theorie	Sicherung der bisher bestehenden Bindung des Kleinkindes an seine Eltern und den Aufbau einer sicheren Bindung zu den Erzieher*innen durch eine an den Bindungstyp des Kindes angepasste Eingewöhnung mittels Übungen, die das kindliche Spiel (Exploration), die Beziehung zu den Eltern (Bindung) und die parentale Mentalisierungsfähigkeit unterstützen
Umfang	Parallel zur Krippeneingewöhnung, 10 einstündige Einheiten
Wirksamkeit	Eine Machbarkeitsstudie zeigte positive Ergebnisse, eine Wirksamkeitsstudie läuft aktuell.
Wie finde ich es?	www.klinikum.uni-heidelberg.de/zentrum-fuer-psychosoziale-medizin-zpm/institut-fuer-psychosoziale-praevention/forschung/praevention

4.3 B.A.S.E.® – Babywatching in Kindergarten und Grundschule

Ursprünglich führte Henri Parens in den 1980er Jahren in den USA aufbauend auf seinen Studien zur *Prävention von aggressiven Verhaltensstörungen das Babywatching* bei Kindergarten- und Grundschulkindern ein. Für Parens (2007) liegt jeder Äußerung von feindseligem aggressivem Verhalten eine vorausgehende Erfahrung psychischen Schmerzes zugrunde. Diese Erkenntnis führte zu einem neuen Verständnis von Aggression als auch der Entwicklung neuer Erziehungsmethoden. Darüber hinaus war Parens überzeugt, dass sich Kinder mit fehlender oder wenig ausgeprägter Empathiefähigkeit in Konflikten häufiger aggressiver gegenüber Gleichaltrigen verhalten. Ausgehend von seinen Studienergebnissen entwickelte daher Parens ein Feinfühligkeits- und Empathietraining für Kindergarten- und Grundschulkinder mit dem Ziel, dass sich Kinder dadurch auch in Konfliktsituationen besser in andere hineinversetzen können und prosozialer handeln (Parens & Kramer, 1993). Karl Heinz Brisch adaptierte das Programm für den deutschen Sprachraum und bezeichnete es mit dem Akronym B.A.S.E.®, wohinter sich folgendes verbirgt:

B = Baby-Watching
A = Against Aggression and Anxiety
S = for Sensitivity
E = For Empathy

Das Programm besteht daraus, dass eine Mutter oder ein Vater mit ihrem wenige Wochen alten Baby für die Dauer von einem Jahr einmal in der Woche in die Kindergartengruppe oder in die Schulklasse kommt. Die Kinder betrachten das Baby in seiner Entwicklung, bis es allein laufen kann und die ersten Worte spricht. Dann endet die Interaktionsbeobachtung. Die wöchentliche Beobachtung findet im Stuhlkreis statt und wird durch eine spezifische Fragetechnik angeleitet, für die sich die Kindergartenmitarbeiter*innen oder Grundschullehrer*innen ausbilden lassen können. Ziel der 20–30-minütigen Interaktionsbeobachtung ist es, sich in die Emotionen und die Motivationen von Mutter/Vater und Säugling einzufühlen. Gerade für Einzelkinder ist dies oft die einzige Möglichkeit, die Meilensteine der Entwicklung eines Babys während des gesamten ersten Lebensjahres kontinuierlich zu beobachten. Es werden jeweils zu den folgenden vier Beobachtungsebenen Fragen gestellt:

1. Verhaltensebene: Was macht das Baby? Was macht die Mutter/der Vater?
2. Motivationsebene: Warum verhält sich das Baby so? Warum verhält sich die Mutter/der Vater so?
3. Gefühlsebene: Wie fühlt sich das Baby? Wie fühlt sich die Mutter/der Vater?
4. Empathieebene: Was würde ich machen, wenn ich das Baby wäre? Was würde ich machen, wenn ich die Mutter/der Vater wäre? Wie würde es sich für mich anfühlen, wenn ich jetzt das Baby wäre? Wie würde es sich anfühlen, wenn ich jetzt die Mutter/der Vater wäre?

Über das angeleitete Baby-Watching soll die Empathiefähigkeit der Kinder gefördert werden, indem sie den empathischen Zugang zu Kind und Elternteil auf alltägliche Situationen mit ihren Freund*innen übertragen und sich dadurch sowohl feinfühliger, sozialer sowie weniger ängstlich mit anderen verhalten. Das stärker prosoziale Verhalten wird über die Entwicklung von selbstreflexiven Kompetenzen begründet. Kinder verhalten sich dann weder feindselig noch ängstlich gegenüber anderen, wenn sie deren Absichten, Gefühle und Intentionen besser verstehen können. Dies könnte auch mit dem Konzept der Mentalisierung verbunden werden, was die Autoren jedoch nicht tun, die sich eher auf Empathie und Bindung beziehen.

In einem prospektiv randomisierten Design mit einer Kontrollgruppe wurden in einem Kindergarten die Verhaltensauffälligkeiten von 50 Kindern vor und nach B.A.S.E.® sowohl durch die Erzieher*innen als auch die Eltern eingeschätzt (Brisch & Hollerbach, 2018). Hier zeigten sich signifikante positive Unterschiede zwischen der Kontrollgruppe und der Interventionsgruppe. Die positiven Veränderungen betrafen tatsächlich sowohl das aggressive als auch das ängstlich-depressive Verhalten. Bei den Mädchen in der Interventionsgruppe zeigte sich überdies eine Verbesserung bei körperlichen Beschwerden und Schlafstörungen. In der Kontrollgruppe gab es keine Prä-Post-Veränderungen.

Tab. 4.3: Übersicht über das Kindergarten- und Grundschuldprogramm B.A.S.E.®

B.A.S.E.® – Babywatching im Kindergarten/in der Grundschule zur Förderung von Feinfühligkeit und Empathie, als Prävention gegen Angst und Aggression	
Brisch, K. H. & Hollerbach, J. (2018). B.A.S.E.–Babywatching: An attachment based program to promote sensitivity and empathy, and counter fear and aggression. In H. Steele & M. Steele (Eds.), *Handbook of attachment-based interventions* (S. 339–359). Guilford Press.	
Adressat*innen	Das Programm wird von Kindergarten-Erzieher*innen mit einer Zusatzfortbildung an 3–6-jährigen Kindergartenkindern durchgeführt. Es kann auch an Grundschulen eingesetzt werden.
Ziel	Prävention von aggressiven und ängstlichen Verhaltensstörungen bei Kindergarten- und Grundschulkindern
Theorie	Das angeleitete Babywatching führt zu einer verbesserten Feinfühligkeit und Empathiefähigkeit.
Umfang	1 Jahr, einmal pro Woche, 20–30 min
Wirksamkeit	Eine Pilotstudie zeigte positive Ergebnisse im Vergleich zu einer Kontrollgruppe.
Wie finde ich es?	www.khbrisch.de/fortbildungen/base.html

4.4 PATHS® (Promoting Alternative THinking Strategies)

Mithilfe des psychodynamischen Präventionsprogramms zur Förderung alternativer denk- oder kognitiver Strategien (engl. Promoting Alterma-tive Thinking Strategies, PATHS®; deut. PFADE – Programm zur Förderung Alternativer Denkstrategien) sollen Lehrkräfte im Grundschulbereich in psychoanalytischen Kernbereichen ausgebildet werden, um so sowohl gesunde als auch bereits beeinträchtigte Kinder in sozial-emotionalen Kompetenzen und Wohlbefinden zu fördern. Damit soll der Tatsache Rechnung getragen werden, dass viele Kinder in ihrem häuslichen Umfeld keine oder nur unzureichende sozial-emotional förderliche Rahmenbedingungen antreffen, die eine günstige Entwicklung in diesem Bereich gewährleisten würden. Im Zuge der Steigerung der Qualität der Lehrer*innen-Schüler*innen-Beziehung sowie der allgemeinen Klassenatmosphäre soll schädlichen, dysfunktionalen Verläufen vorgebeugt werden. Das beinhaltet die Linderung oder Abwendung emotionaler Belastungen, Prävention und Intervention von Ängsten, Depressionen, Verhaltensauffälligkeiten und anderen maladaptiven Symptomen, sowie die Reduktion von Risikofaktoren, die mit späterer Unangepasstheit bzw. Dysfunktionalität in Verbindung stehen.

Das psychoanalytische Ausgangsverständnis bezieht sich hier in erster Linie darauf, Unbewusstes bewusst werden zu lassen, so dass das Kind besser zu reflektieren in der Lage ist und bisher unerkannte Bedeutungen und Strukturen zutage treten, die neue Integrationsleistungen möglich werden lassen. Im Vergleich zur psychotherapeutischen Situation tritt anstelle der Therapeutin/des Therapeuten die Lehrerin bzw. der Lehrer: Sie oder er soll die Kinder darin unterstützen, ihre Reflexions- und soziale Interaktionsfähigkeit zu steigern. Zugrunde gelegt wird das sogenannte ABCD (Affective-Behavioral-Cognitive-Dynamic)-Entwicklungsmodel. Es wird im Rahmen dessen davon ausgegangen, dass das Verhalten und innere Regulationsmechanismen des Kindes eine Funktion der emotionalen Differenzierung, der affektiv-kognitiven Kontrolle, der Kompetenzen auf Verhaltensebene, des sozial-kognitiven Verständnisses und der Interaktion mit der Umwelt sind. Zentraler Aspekt ist die Affektwahrnehmung und -differenzierung, da sofern Gefühle und Emotionen nicht erkannt und benannt werden können (Sprache als Link), sie trotz ihres dann noch unbewussten Charakters eine anhaltende und nachhaltige Wirkung auf Erleben und Verhalten ausüben. Die Kinder sollen darin begleitet werden, das Erkennen von Bedeutungen zu lernen, was eng mit der Ausbildung und Integration psychischer Strukturen verknüpft ist (Konflikt- und Strukturfokus; auch Ich-Entwicklung und Unterstützung reifer Abwehrmechanismen). Die Unterstützung eines positiven Selbstwertgefühls und die daran geknüpfte Selbstachtung und der damit verbundene Wert von Körper, Psyche und Selbst führen dazu, dass Kinder eher eine Motivation für prosoziales, friedvolles und gesundheitsschützendes Verhalten entwickeln. Der Selbstrespekt ist gekoppelt an den Respekt für die Bedürfnisse anderer. Verinnerlichte prosoziale Werte manifestieren sich in entsprechenden Verhaltensweisen, sofern Kinder sich einer gesellschaftlichen Gruppe zugehörig fühlen, die sie respektieren, so dass sie automatisch zu deren Erhalt positiv beitragen wollen.

Die pädagogische Fachkraft ist in besonderer Weise dafür verantwortlich, einen angemessenen Rahmen für eine optimale Internalisierung, Integration und Wachstum zu schaffen, beispielweise nicht allein durch aktive Lernpartizipation, sondern auch und vor allem durch vertrauensvolle und tragfähige Beziehungen in der Klasse. Daher werden die Lehrkräfte mit Blick auf diese Aspekte besonders geschult. Gerade weil der Schulkontext besonders kognitive Aspekte fokussiert, sollen mittels PATHS® die für Lernprozesse besonders bedeutsamen Emotionen thematisiert werden (u. a. Berücksichtigung der dichotomen Kategorisierung nach Freud von Lust und Unlust durch jeweils gekennzeichnetes Bildmaterial mit angenehmen und unangenehmen Gefühlen). In einem sicheren Kontext Gefühle wahrnehmen und verbal benennen zu können, trägt positiv zur Klassenatmosphäre bei – nicht zuletzt durch die Steigerung einer verbesserten Affektregulation (bzw. sozial-emotionale Intelligenz). Die angestrebte Affektregulation liegt in einer gesteigerten Selbst- und Impulskontrolle begründet und zwar als das Ergebnis eines dynamischen Beziehungserfahrungsprozesses, bei der über die wiederholte Beruhigung von außen zunehmend eine internalisierte Selbstberuhigungsfähigkeit entsteht. Die Internalisierung positiver Beziehungserfahrungen (u. a. mit der Lehrkraft) ist zudem wichtig für die Ausbildung eines Gewissens und trägt dazu bei, dass Kinder Verantwortung für ihr Erleben und Verhalten übernehmen können (Steigerung von Self-Agency).

Die Umsetzung bzw. Implementierung erfolgt über Lehr-Lerneinheiten unter Rückgriff auf ein ausgearbeitetes Instruktionsmanual, die über die ganze Grundschulzeit hinweg aufeinander aufbauen und an die jeweilige kognitive Entwicklung des Kindes angepasst gelehrt werden. Die einfache Anwendung soll Hürden bei der Umsetzung verhindern, außerdem soll es den Kindern Freude machen sowie die Eltern einbezogen werden über spezielles Eltern-Material, was wiederum die Generalisierung über den Schulkontext hinaus erleichtert.

Mithilfe von Materialien wie ein Instruktionsmanual für Fachkräfte, verschiedene Poster, ein Set mit Fotografien, Karten mit verschiedenen emotionalen Gesichtsausdrücken sowie von Skripten und Geschichten für jede Stunde sollen Kindern lernen, Gefühle zu erkennen, zu differenzieren, zu benennen und zum Ausdruck zu bringen. Im Hinblick auf den sozialen Kontext werden Kinder darin gefördert, sich in die Perspektive des anderen kognitiv wie emotional hineinzuversetzen, soziale Hinweisreize zu detektieren und soziale Problem- und Konfliktlösekompetenzen (inkl. der dafür nötigen Selbstkontrolle) und die dazugehörigen non-verbalen und verbalen Kommunikationsskills zu entwickeln. Im Einzelnen werden folgende Schwerpunkte bearbeitet: Gefühle, Selbstwertgefühl, Selbstkontrolle, soziale Problemlösefertigkeiten, Umgang mit Freundschaften und Beziehungen, Regeln des Zusammenlebens, Lern- und Organisationsstrategien. Es wird besonders auf die Umsetzung wert gelegt, d. h. der Prozess (auch der Generalisierbarkeit) und die Wiederholung über den Tag oder die Woche verteilt wird fast entscheidender für die Nachhaltigkeit als der Inhalt gewertet.

In den bisher zahlreich veröffentlichten Wirksamkeitsstudien berichteten beispielweise die Lehrkräfte von signifikanten Verbesserungen ihrer Schüler*innen in den Bereichen emotionales Verständnis, Selbstkontrolle, in der Fähigkeit, Frustration zu tolerieren und dem Einsatz wirksamer Konfliktlösungsstrategien (Domitrovich et al., 2007; siehe auch die Übersicht unter: http://www.pathstraining.com/main/research/). Die Kinder zeigten im Vergleich zu Kontrollgruppen beispielsweise signifikant weniger aggressive Verhaltensweisen und entwickelten wirksame, alternative Problemlösungswege. Die Kinder wiesen in kognitiven Tests eine verbesserte Fähigkeit zur Vorausplanung und kognitiven Flexibilität wie auch eine geringere Impulsivität auf. Auch nach einem Jahr waren sowohl internalisierende wie externalisierende Symptome noch deutlich vermindert. Unabhängige Klassenbeobachtungen deuteten auf eine insgesamt verbesserte Klassenatmosphäre hin. Im deutschsprachigen Raum wurde das amerikanische Programm unter dem Akronym PFADE umgesetzt, was seit 2018 in der Schweiz in das Programm DENK-WEGE umbenannt wurde. Ein anderes Programm mit stärkerem Fokus auf Konfliktlösung, das im deutschen Sprachraum weiterverbreitet ist, aber weniger direkte Bezüge zu den psychodynamischen Konzepten aufweist, ist »Faustlos« (Cierpka 2005).

Tab. 4.4: Übersicht zu Promoting Alternative THinking Strategies (PATHS®)

Promoting Alternative THinking Strategies (PATHS®)	
Kusche, C. A. & Greenberg, M. T. (1994). *The PATHS Curriculum. Developmental Research and Programs.*	
Adressat*innen	Grundschullehrer*innen (im Bestfall Klassenlehrer*innen als primäre Bindungsperson außerhalb des familiären Umfeldes); für die Anwendung in der Grundschule (Vorschule bis Stufe 5/6)
Ziel	Förderung sozial-emotionaler Kompetenzen von Grundschulkindern; Vorbeugung dysfunktionaler Entwicklungsverläufe
Theorie	Unbewusstes bewusst machen mittels Deutung (Nutzung verschiedener Materialien), Lehrkräfte fungieren dabei als Rollenmodelle (Internalisierung wichtiger Beziehungserfahrung) und gestalten die Beziehung supportiv-haltend-/co-regulativ. ABCD-Model der Entwicklung (Affective-Behavioral-Cognitive-Dynamic) mit dem Fokus auf der Entwicklung sozial-emotionaler Kompetenzen
Umfang	Soziale-emotionale Instruktionen bzw. Lehr-Lerneinheiten in sechs Modulen, die über die Grundschule hinweg aufeinander aufgebaut sind; Insg. 131 ausgearbeitete

Tab. 4.4: Übersicht zu Promoting Alternative THinking Strategies (PATHS®) – Fortsetzung

Promoting Alternative THinking Strategies (PATHS®)	
	Stunden (jede Lerneinheit kann sich über ein bis fünf Schulstunden erstrecken, je nach Bedarf; adaptierbar); Tägliche oder min. dreiwöchentliche Einheiten
Wirksamkeit	Eine Reihe von RCTs vorhanden mit positiven Ergebnissen (signifikante Verbesserung z. B. in Selbstkontrolle, Frustrationstoleranz, kognitive Flexibilität; Verringerung von Verhaltensauffälligkeiten etc.) auf allen Operationalisierungsebenen (Lehrer*innen-Ratings, Selbstbericht, Kindertests; Interviews; unabhängige Klassenbeobachtungen); bei gesunden, Risikogruppen und bereits erkrankten Kindern; von der Vor- bis zur späten Grundschule; in privaten und öffentlichen Schulen
Wie finde ich es?	www.gewaltprävention-an-schulen.ch/index.html, www.pathstraining.com/main/curriculum/, https://youth.gov/content/promoting-alternative-thinking-strategies-paths%C2%AE oder https://casel.org/guideprogramspaths-promoting-alternative-thinking-strategies/

4.5 »Lasst uns über psychische Gesundheit sprechen« – ein Präventionsprogramm zur Förderung psychischer Gesundheit in Grundschulen

Universalprävention kann dazu dienen, die psychische Gesundheit im frühen Lebensalter zu fördern und zu erhalten. Dabei kann insbesondere Schulen eine zentrale Rolle zugesprochen werden. So wird durch Schulen zunächst eine nahezu flächendeckende Erreichbarkeit von Kindern und Jugendlichen in einem bestimmten Altersbereich ermöglicht (in Deutschland häufig zwischen 6 und 15 Jahren, je nach landesspezifischer Schulpflicht). Des Weiteren liegen diverse Belege dafür vor, dass universelle schulbasierte Präventionsmaßnahmen positive Effekte bei den teilnehmenden Kindern bzw. Jugendlichen erzielen können. Das Anna Freud National Centre for Children and Families ist ein renommiertes Forschungs-, Ausbildungs- und Therapiezentrum in London und widmet sich seit seiner Gründung der Unterstützung der psychischen Gesundheit von Kindern und ihren Familien (Anna Freud National Centre for Children an Families, 2019b). Vor einigen Jahren wurde dort unter Beteiligung von Grundschulkindern, Lehrkräften und Eltern ein universelles, schulbasiertes Präventionsprogramm für die Primarstufe entwickelt: »Talking Mental Health in Schools«, das über mentale Gesundheit und Möglichkeiten der Hilfestellung informiert (Anna Freud National Centre for Children and Families, 2019a). Das Programm besteht aus Unterrichtsmaterialien, die auf die entsprechende Zielgruppe abgestimmt sind (z. B. Unterrichtsskizzen für verschiedene Schulfächer, Arbeitsblätter, Animationsfilme). Die Programmmaterialien sind in einem Toolkit für Lehrkräfte zusammengefasst und können direkt vom Schulpersonal im Unterricht eingesetzt werden. Auch für die Lehrkräfte selbst und die Eltern der Kinder stehen Materialien (Broschüren, Informationsblätter) zur Verfügung, die über psychische Gesundheit allgemein und im Kindesalter informieren. Das Programm steht in Großbritannien unter der Schirmherrschaft von Catherine, Herzogin von Cambridge, und wurde dort in den letzten Jahren an zahlreichen Grundschulen im ganzen Land durchgeführt.

Durch die Programminhalte von »Talking Mental Health« soll die psychische Gesundheit in einer frühen Lebensphase adressiert und gestärkt werden. Im Mittelpunkt steht dabei, die »mental health literacy« der Kinder zu fördern. Unter »mental health literacy« versteht man Wissen und Einstellungen zu psychischer Gesundheit bzw. Krankheit, welche letztlich den Erhalt von psychischer Gesundheit unterstützen. Hierzu zählt unter anderem Wissen über psychische Gesundheit bzw. Krankheit als solcher sowie Wissen über gesundheitsförderliches Verhalten und mögliche Hilfsangebote. Zudem können entstigmatisierende Einstellungen zu psychischer Krankheit als Teil von mental health literacy angesehen werden. Hierzu zielt das Programm im Konkreten darauf ab, den teilnehmenden Kindern grundlegendes, zielgruppenadäquates Wissen zur psychischen Gesundheit zu vermitteln, sie in ihrem Hilfesuchverhalten in emotional belastenden Situationen zu stärken und stigmatisierende Einstellungen gegenüber psychischer Krankheit zu mindern. Darüber hinaus werden durch die Programminhalte noch weitere Fähigkeiten gefördert, die den Umgang mit Gefühlen und der eigenen psychischen Gesundheit unterstützen sollen, wie die Wahrnehmung von Gefühlen, das Sprechen über Gefühle, gutes Zuhören sowie Strategien zur Stressbewältigung.

Zum Programm liegen bereits positive Evaluationsergebnisse vor: In einer Vorstudie (Sharples, Chapman, Clark & Edbrooke-Childs, 2017), die in 13 Klassen des fünften Jahrgangs von sieben Grundschulen aus unterschiedlichen Teilen Englands durchgeführt wurde (N = 166 Schülerinnen und Schüler zwischen 9 und 10 Jahren), zeigte sich, dass das Programm das Wissen über psychische Gesundheit steigert und zudem ein erhöhtes Bewusstsein dafür schafft, welche Hilfsangebote bei emotionaler Belastung in Anspruch genommen werden können. Darüber hinaus gab es positive Rückmeldungen über das verwendete Material in den Fokusgruppen aus Kindern und Erwachsenen.

Die Entwicklung und Pilotierung der deutschen Programmversion von »Talking Mental Health« fanden im Frühjahr/Sommer 2019 statt. Hieran beteiligt waren das Institut für Psychosoziale Prävention des Universitätsklinikums Heidelberg, der Förderschwerpunkt Soziale und Emotionale Entwicklung des Instituts für Sonderpädagogische Förderschwerpunkte der Pädagogischen Hochschule Ludwigsburg sowie die Arbeitseinheit Pädagogik bei erschwertem Lernen und auffälligem Verhalten vom Institut für Sonderpädagogik der Universität Koblenz-Landau. Nach Fertigstellung der Übersetzung konnte »Lasst uns über psychische Gesundheit sprechen« an zwei Heidelberger Grundschulen pilotiert werden. Zielsetzung war, zentrale Programmmodule und Unterrichtseinheiten auf ihre Umsetzbarkeit im deutschen Schulkontext zu überprüfen. Die beiden Grundschulen nahmen jeweils mit einer 4. Klasse teil (N = 43 Schülerinnen und Schüler, 9–11 Jahre alt). Die Auswertung der Fragebogendaten konnte zeigen, dass die Kinder die inhaltliche Gestaltung der Programmmodule, den Animationsfilm sowie Verständlichkeit und Nützlichkeit des Programms positiv beurteilten. Im Rahmen der Fokusgruppen gab es positive Rückmeldungen zum Programmmaterial, welches als ansprechend und altersadäquat bewertet wurde. Zudem hoben die Lehrkräfte die im Programm beinhalteten Zugänge und Aktivitäten zum Thema psychische Gesundheit positiv hervor.

Tab. 4.5: Übersicht über das Grundschulprogramm »Lasst uns über psychische Gesundheit sprechen«

»Lasst uns über psychische Gesundheit sprechen« – ein Präventionsprogramm zur Förderung psychischer Gesundheit in Grundschulen	
Sharples, E., Chapman, L., Clark, L. H. & Edbrooke-Childs, J. (2017). *Talking mental health evaluation report.*	
Adressat*innen	Das Programm wird von Lehrer*innen durchgeführt und richtet sich an Schüler*innen der 3.–4. Grundschulklassen.
Ziel	Entstigmatisierung von psychischen Erkrankungen, Zugang zu Hilfen ermöglichen, Wissen über Gefühle und psychische Gesundheit stärken
Theorie	Altersangepasstes kreatives Material und die Vorbildfunktion der Lehrkräfte sensibilisieren die Kinder, über psychische Gesundheit nachzudenken und zu sprechen, was eine enttabuisierende Wirkung haben kann und den Kindern eine Sprache und Wissen über schwierige innere Vorgänge vermittelt.
Umfang	Variable Materialien und Stundenanleitungen, die in verschiedene Grundschulfächer (Deutsch, Mathematik, Musik, Kunst) integriert werden können
Wirksamkeit	Zwei Pilotstudien in England und Deutschland zeigten positive Ergebnisse im Sinne eines Zuwachses an Wissen über psychische Gesundheit und Zufriedenheit mit dem Material.
Wie finde ich es?	www.annafreud.org/what-we-do/schools-in-mind/resources-for-schools/talking-mental-health-animation-teacher-toolkit/

Zusammenfassung

»Das Baby verstehen« und »Amor Parentum« sind universelle Präventionsprogramme, die beide einen Konflikt- und Strukturfokus aufweisen. Durch Schulung (Psychoedukation) an den typischen Problemen im Verstehen eines Kindes und Verbesserung eines sensiblen und angemessenen Umgangs erfolgt eine Prävention möglicher Konfliktfixierungen auf phasentypischen Übergängen durch eine angemessene Begleitung dieser Übergänge. Gleichzeitig findet eine Stärkung von Mentalisierung und Bindung zwischen Eltern, Krippenmitarbeiter*innen und Kindern statt, was die Etablierung eines bedeutsamen Schutzfaktors im Bereich der psychischen Fertigkeiten bedeutet (Strukturfokus). BASE® ist ein Präventionsprogramm mit Strukturfokus, das mit Hilfe erfahrungsbasierten Lernens und angeleiteter Reflexion die grundlegende psychische Fertigkeit der Empathie fördert. PATHS® begleitet die gesamte Grundschulzeit und arbeitet parallel an psychischen Fähigkeiten sowie dem Bewusstwerden eigener Handlungsmotive und bedient daher ebenfalls den Konflikt- und Strukturfokus. »Lasst uns über psychische Gesundheit sprechen« ist ein Mental-Health-Literacy-Programm, das zum einen psychische Fertigkeiten im Umgang mit Gefühlen trainiert (Strukturfokus) und zum anderen Barrieren und Stigmatisierungen von psychischen Problemen und Hilfesuchverhalten abbauen hilft (Konfliktfokus). Die meisten universellen psychodynamischen Programme richten sich daher sowohl auf die Bewältigung sowie Bewusstwerdung und angemessene Begleitung phasentypischer Konflikte. Die Längen der Programme variieren zwischen fünf Sitzungen und vier Jahren. Alle Programme setzen auf Psychoedukation, Training und altersangemessenes Schulungsmaterial. Der Schwerpunkt aller universellen psychodynamischen Programme ist eine angeleitete Selbstreflexion, um den persönlichen Bezug zum Thema herzustellen.

Fragen zum weiteren Nachdenken

- Welche Barrieren bestehen bei Kindern, um sich bei psychischen Problemen Hilfe zu holen?
- Wie können Lehrkräfte darin unterstützt werden, sowohl ausreichend objektiv/abstinent als auch ausreichend nah und persönlich in Beziehung zu gehen ohne den professionellen Rahmen zu verlassen?
- Wie kann vermieden werden, dass sich Eltern durch Präventionsprogramme in ihren intuitiven Elternkompetenzen verunsichert fühlen?

5 Selektive psychodynamische Präventionsprogramme

> **Einführung**
>
> Mit einer selektiven präventiven Intervention werden Subpopulationen mit speziellen Risikokonstellationen gefördert wie z. B. Alleinerziehende, Arbeitslose oder Scheidungskinder. Diese Maßnahmen zielen demnach auf Individuen oder Bevölkerungsgruppen, die auf Grund verschiedener Faktoren im Vergleich zum Durchschnitt der Bevölkerung ein erhöhtes Risiko für die Entwicklung von psychosozialen Belastungen oder psychischen Störungen haben oder bereits erste Symptome aufweisen. Es werden hier vier selektive psychodynamische Programme vorgestellt. Für eine schnelle Übersicht bieten sich die Tabellen am Ende jeder Projektbeschreibung an.

Lernziele

- Spezifika von selektiven Präventionsprogrammen gegenüber universellen beispielsweise unterscheiden können
- Praxisbeispiele für psychodynamische selektive Prävention kennen
- Verknüpfungen psychodynamischer Theorie und Anwendungen in der selektiven Prävention verstehen

In unserer Übersicht selektiv präventiver Programme haben wir eine Reihe von psychodynamischen Programmen aufgenommen, die sich auf Risikofamilien beziehen und bei jungen Eltern ansetzen (Frühe Hilfen). 7–10% aller Kinder in den industrialisierten Ländern wachsen in sogenannten Risikofamilien auf, die potentiell die Entwicklung der Kinder beeinträchtigen können. Frühe Hilfen richten sich an alle Familien mit Kindern zwischen 0–3 und insbesondere selektiv präventiv an Familien mit Risikokonstellationen, da die ersten drei Lebensjahre als vulnerable Entwicklungszeit identifiziert wurden. Die meisten psychodynamischen Programme sind auf die Förderung von Mentalisierung, Bindung oder Aspekten von Bindung wie z. B. Sensitivität ausgerichtet. Darüber hinaus berücksichtigen die hier beschriebenen Programme neben verhaltenspräventiven Aspekten stärker soziale Bedingungen (ökologische Perspektive) wie z. B. die Erreichbarkeit der Zielgruppe und mögliche Stigmatisierungen über die Risikozuschreibung. Aufgrund der Fokussierung auf psychosoziale Bedingungen und die Nachhaltigkeit der Interventionen erhalten auch Aspekte der Verhältnisprävention eine größere Aufmerksamkeit wie z. B. die Einrichtung professioneller Netzwerke (vgl. »Keiner fällt durchs Netz«). Weitere Risikoaspekte, die in den familienbezogenen Programmen adressiert werden, sind z. B. ein Migrationshintergrund bei der Familiengründung (First Steps). Wir möchten an dieser Stelle auf weitere Programme hinweisen, die wir aus Platzgründen nicht aufnehmen konnten. Ein wichtiges und evaluiertes selektivpräventives Programm, das auch in Deutschland Anwendung findet, richtet sich an alleinerziehende Mütter (Präventives Elterntraining für alleinerziehende Mütter, PALME) von Kindern im Vorschuld- und Grundschulbereich und nutzt Erkenntnisse der Bindungstheorie sowie Entwicklungspsychologie, mit dem Ziel der Stärkung der mütterlichen Kompetenzen (Franz, 2009). Ein weiteres positiv evaluiertes englisches Programm widmet sich der Förderung von Mentalisierung bei Eltern mit Kindern in Pflege und Adoption (Adkins et al., 2018). Wir haben aufgrund des Mangels an strukturierten Programmen die Prävention von Stress und Burnout am Arbeitsplatz nicht ausführlicher thematisiert. Es liegt hier lediglich eine Studie vor, die im Rahmen einer Doktorarbeit dieses Thema aufgegriffen hat (Schneglberger, 2010). Kernidee des Präventionsansatzes war zu überprüfen, ob dysfunktionale Bewältigungsmechanismen intrapsychischer wie beruflicher Anforderungen genauso wie subjektiv erlebte Arbeitsbelastungen zur Entwicklung von Burnout und Erschöpfungssymptomen beitragen. Ein wichtiger Aspekt, der hier aufgegriffen wurde, war das Kohärenzgefühl. Die Ergebnisse deuteten bestätigend darauf hin, dass betriebliche Gesundheitsförderungsmaßnahmen ohne Berücksichtigung individueller und organisationaler Psychodynamik fehllaufen können – da intrapsychische Prozesse die Stärkung von Ressourcen untergraben können. Es ist daher auch hier davon auszugehen, dass psychodynamisch geschultes Beraterpersonal wichtige Impulse setzen kann, um zu einer nachhaltigen Stressprävention am Arbeitsplatz beizutragen.

5.1 Keiner fällt durchs Netz

Universell präventive Elternkurse wie »Das Baby verstehen« (▶ Kap. 4.1) setzen ein hohes Maß an Eigenmotivation voraus, das risiko-belastete Familien oft nicht aufbringen können. Die Schwelle, einen Elternkurs zu besuchen, ist für diese Familien meistens zu hoch oder zu teuer. Zudem brauchen hoch belastete Familien in der Regel eine intensivere Hilfestellung, als die üblichen Elternkurse bieten können. Da Hoch-Risiko-Familien also nicht durch sogenannte »Komm-Strukturen« erreicht werden, ist es sinnvoll, präventive Angebote für diese Zielgruppe durch aufsuchende Hilfen zu ergänzen. An dieser Erkenntnis setzt das Projekt »Keiner fällt durchs Netz« (KfdN) an (Cierpka, 2009). KfdN ist eines der Modellprojekte des Nationalen Zentrums Frühe Hilfen, das seit 2007 im gesamten Saarland, in drei hessischen Landkreisen und in der Stadt Heidelberg eingeführt wurde. Nach dem Ende der Projektphase im Jahr 2012 ist KfdN an den Modellstandorten in die Regelversorgung übergegangen und fügt sich in das Landesprogramm Frühe Hilfen des Saarlands und in die regionalen Versorgungsstrukturen der Standorte in Hessen und Heidelberg ein.

Ziel von KfdN ist es, dass bestehende Hilfestellungen in der frühen Kindheit von belasteten Familien angenommen werden, noch bevor es zu einer möglichen Gefährdung des Kindeswohls kommt. Daher ist das Programm dem Transmissionsfokus zuzuordnen. Hierzu nutzt KfdN, dass in der Zeit unmittelbar vor und nach der Geburt Hebammen, Gynäkolog*innen, das Team auf der Entbindungsstation und Kinderärzt*innen im Kontakt mit den werdenden Eltern stehen und Risiken erkennen können. Aufgrund des engen Kontakts haben diese Personen die Möglichkeit, bei entsprechender Schulung und Sensibilisierung, Risikokonstellation in der Familie zu einem sehr frühen Stadium zu identifizieren und die Familie entsprechenden Hilfsmaßnahmen zuzuführen. Bei der Planung des Zugangs zu den Familien berücksichtigt KfdN, dass in der Lebenswelt der betreffenden Familien potentiell ein Lebensgefühl von Resignation und Passivität vorherrscht. Oft haben diese Familien jede Hoffnung auf Veränderung verloren und schützen sich vor äußeren Einflüssen und eigenen Scham- und Schuldgefühlen, indem sie sich zurückziehen und von der Umwelt isolieren. Hilfsangebote werden daher schlecht angenommen und schnell als Kontrolle und Bevormundung erlebt. Eltern mit Risikokonstellationen befürchten z. B., dass Kinder aus der Familie herausgenommen werden. Versuche, Familien durch Androhung von Sanktionen zur Annahme von Hilfe zu zwingen, laufen deshalb Gefahr, letztlich den Rückzug und die Isolation zu verschärfen.

Schritt 1: KfdN sieht vor, alle Familien an die Betreuung durch eine Hebamme anzubinden. Wenn alle Familien im Rahmen der Regelversorgung Unterstützung durch eine Hebamme bei der Pflege des Kindes und beim Stillen bekommen, werden die Hausbesuche von den Risikofamilien nicht als Diskriminierung oder Übergriff wahrgenommen. Familien, die nicht von sich aus eine Hebamme aufsuchen, bekommen einen Kontakt zur Hebamme auf der Geburtsstation vermittelt, die sich in den ersten Tagen nach der Geburt bei der Familie meldet. Die Hebammen sind nicht nur in der Lage, Risiken bei Kind und Eltern in ihrem häuslichen Umfeld zu erkennen, sondern können auch äußerst wichtige Motivationsarbeit leisten, indem sie Angst- und Schamgefühle vor der Inanspruchnahme von weiteren Unterstützungsangeboten abschwächen.

Schritt 2: Der nächste Baustein im Konzept ist die basale Kompetenzförderung von Eltern mit dem Elternkurs »Das Baby verstehen« (► Kap. 4.1; Gregor & Cierpka, 2005) im Rahmen der Hausbesuche der Hebamme. Der Kurs richtet sich auf das Hauptziel von KfdN, frühzeitig basale elterliche Kompetenzen in hochbelasteten Familien mit Säuglingen zu fördern. Zusätzlich zur medizinischen Versorgung werden folgende psychosoziale Themen aus dem Elternkurs vermittelt: Selbstfürsorge, Partnerschaft, Signale des Kindes verstehen sowie eine Stärkung der intuitiven Elternkompetenzen. Die Hausbesuche beginnen zeitnah nach der Geburt des Kindes und dauern maximal bis zum ersten Geburtstag des Kindes. Die Häufigkeit der Hausbesuche richtet sich nach dem Bedarf der Familien. Während der Modellphase wurden die Familien im Schnitt 18-mal zu Hause besucht.

Schritt 3: Alle Kontakte mit den Familien dienen neben den anderen genannten Inhalten auch einem Risiko-Screening individueller, interaktioneller und sozialer Belastungsfaktoren. Zur Optimierung der Identifikation von Risikokonstellationen und Vermittlung von Präventions- und Interventionsmaßnahmen wurde in jeder Gebietskörperschaft von KfdN ein Netzwerk für Eltern eingerichtet unter Beteiligung aller an der Prävention und Intervention in der frühen Kindheit beteiligten Institutionen und Berufsgruppen. Ausgerichtet wird das Netzwerk von einem Koordinator/einer Koordinatorin, die auch die Familienhebammen betreut. Damit hat KfdN auch zu einer strukturellen Veränderung im Sinne der Verhältnisprävention in den Landkreisen beigetragen, da die Koordinierungsstellen und Netzwerke neu eingerichtet und ebenfalls in die Regelversorgung übernommen wurden.

KfdN wurde während seiner Implementierung durchgängig durch die Studie »Projekt Frühe Interventionen für Familien – PFIFF« in seiner Wirksamkeit evaluiert (Sidor et al., 2018). Innerhalb des Quasi-experimentellen-Längsschnitt-Designs wurden Familien aus dem KfdN-Programm mit einer Kontrollgruppe verglichen. Die Studie läuft aktuell bis zum elften Geburtstag der Kinder, um mögliche langfristige Effekte der Hausbesuche zu untersuchen. Die Stichprobe aus 150 risikobelasteten Müttern und Kindern aus KfdN-Projekt sowie 152 risikobelasteten Dyaden aus Kontrollfamilien wurde zu sieben Messzeitpunkten untersucht. Der Schwerpunkt der Untersuchung lag dabei auf der mütterlichen Kompetenz, dem Entwicklungsstand der Säuglinge/Kinder, kindlicher Symptomatik, elterlicher Stressbelastung und Aspekten der Eltern-Kind-Interaktion. Die Ergebnisse zeigen einen positiven Effekt der Intervention auf die kindliche Entwicklung und auf einige Aspekte der Eltern-Kind-Interaktion insbesondere zum Ende der Intervention. Eine Abnahme der Effekte im Vergleich zur Kontrollgruppe zum ersten Follow-up-Zeitpunkt könnte darauf hinweisen, dass bei den hier betreuten Hoch-Risiko-Familien eine intensivere bzw. längere Betreuung in Form von Hausbesuchen oder ein stärkerer Fokus auf den Übergang in weitere Unterstützungsformen notwendig ist, die die Eltern der KfdN-Familien entlasten können (z. B. Tagesbetreuung).

Tab. 5.1: Übersicht zu »Keiner fällt durchs Netz«

Keiner fällt durchs Netz	
Cierpka, M. (2009). Keiner fällt durchs Netz: Wie hoch belastete Familien unterstützt werden können. *Familiendynamik, 34(2)*, 156–167.	
Adressat*innen	Aufsuchendes Angebot für alle werdenden Eltern durch Fachkräfte der Frühen Hilfen (z. B. Hebammen, Sozialarbeiterinnen) vom Ende der Schwangerschaft an und während des ersten Lebensjahres mit dem Baby mit einem Schwerpunkt auf Risikokonstellationen in Familien.
Ziel	Einschätzung der Risiko-Belastung, Unterstützung der Elternkompetenzen (elterliche Feinfühligkeit) zu Hause, Herstellen einer Helferbeziehung und Hilfemotivation, Weitervermittlung in bedarfsgerechte Hilfe, Kooperation und Koordination eines Frühe Hilfen Netzwerks
Theorie	Risikokonstellationen beeinträchtigen die Eltern-Säuglingsbeziehung und bergen das Risiko früher Fehlentwicklung und Gewalt gegen Kinder.
Umfang	Anzahl der Hausbesuche richtet sich nach dem Bedarf der Familien (in der Wirksamkeitsstudie waren es im Mittel ca. 18 Hausbesuche).
Wirksamkeit	Eine positive quasi-experimentelle Studie (Sidor 2018)
Wie finde ich es?	www.fruehehilfen.de/forschung-im-nzfh/erreichbarkeit-und-effektivitaet-der-angebote-in-den-fruehen-hilfen/modellprojekte/keiner-faellt-durchs-netz-kfdn-hessen-saarland-baden-wuerttemberg/

5.2 Circle of Security

Der Titel des Programms »Circle of Security« (deutsch »Kreis der Sicherheit«; Hoffman et al., 2006) zielt darauf ab, eine sichere Bindungsbeziehung (Bowlby, 1988) zwischen Bezugspersonen mit verschiedenen Risikofaktoren und ihren Kleinkindern zu ermöglichen. Das Kind soll sowohl in seinem Autonomiestreben auf Basis einer sicheren Beziehungserfahrung unterstützt, gleichzeitig aber auch liebe- und verständnisvoll empfangen und (emotional) versorgt werden in seinem Bestreben, Gefühle zu regulieren oder getröstet, beschützt zu werden – insbesondere in Situationen von Stress, Unsicherheit oder Überforderung. Das Explorationsverhalten der Kinder kann dann gut gelingen, wenn sie sich auf eine vertrauensvolle Bezugsperson stützen können, zu der sie immer wieder zurückkehren können, um sich ggf. rückzuversichern oder wieder emotional zu stabilisieren.

Eltern bekommen in dem Programm Hilfestellungen, um die Signale und die dahinterliegenden Bedürfnisse des Kindes »lesen« und darauf angemessen reagieren zu können. Die Sensibilität der Bezugspersonen soll so erhöht und gleichzeitig das Risiko für die Kinder reduziert werden, unsichere oder desorganisierte Beziehungserfahrungen zu machen. Hintergrund bildet die wissenschaftliche Befundlage, dass Eltern – in erster Linie die Mütter – mit niedrigem sozioökonomischem Hintergrund, mit Psychopathologien wie affektiven Störungen oder mit Gewalt- bzw. Traumaerfahrungen ein erhöhtes Risiko haben, sich dysfunktional als Eltern zu verhalten, da sie womöglich weniger in der Lage sind, soziale Signale zu deuten und sie selbst unsicher bzw. desorganisiert gebunden sind (z. B. Fearon & Belsky, 2016; Lyons-Ruth & Jacobvitz, 2016).

Schwerpunkt der Intervention bildet daher die Förderung der Sensitivität gegenüber kindlicher Not oder kindlichem Stress. Insbesondere unter Stressbedingungen wird sich ein Kind nicht seinem Explorationsdrang widmen können, sofern es die Bezugsperson nicht als sicheren Hafen nutzen kann – dazu gehört auch das Erlernen einer positiven Erwartung, dass die Bezugsperson sich entsprechend einfühlsam zeigt. Die co-Regulation durch eine vertrauensvolle Bezugsperson führt zu einer adaptiven psychobiologischen Regulation auf Ebene wichtiger Stress-Systeme (z. B. der Hypothalamus-Nebennieren-Hypophysen-Achse; siehe Polan & Hofer, 2016), u. a. verbunden mit der Internalisierung unterstützender Betreuungspersonen und der Bildung mentaler Repräsentationen, das Distress interpersonal bewältigbar ist (Cassidy et al., 2013). Verschiedene Studie belegen, dass negative oder dysfunktionale Reaktionen auf das Stresserleben des Kindes mit unsicherer oder desorganisierter Bindung und der Entwicklung von Psychopathologien assoziiert sind (z. B. Leerkes et al., 2016).

Das Programm liegt manualisiert als 20-Wochen-Protokoll vor und wird innerhalb eines zehn-Tages Facilitator-Trainings vermittelt. Die Intervention kann von erfahrenen Kliniker*innen durchgeführt werden und beinhaltet neben Video-Feedback-Methoden auch die Durchführung einer umfangreichen individualisierten Diagnostik und die Erstellung von Behandlungsplänen. In Anlehnung an verschiedene Wirksamkeitsstudien und vor dem Hintergrund, dass die Implementierung mit relativ hohen Hürden verbunden ist – wie geschultes Fachpersonal, technische und organisatorische Infrastruktur etc. – wurde das ursprüngliche Programm modifiziert. Die *Circle of Security–Parenting Intervention (COS-P)* (Cassidy et al., 2010; Cassidy et al., 2011; Huber et al., 2015) beinhaltet lediglich acht benutzerfreundliche video-basierte Module (Powell et al., 2009). und ist deutlich leichter zu implementieren. Die COS-P ist darüber hinaus für eine breitere Altersspanne der Kinder und bereits nach einer viertägigen Schulung anwendbar. Es kann für das Setting Elterngruppen oder bei einzelnen Familien oder einzelnen Personen eingesetzt werden. In Bezug auf das Training mit den Eltern selbst werden vor allem videobasierte Erklärungen oder Graphikkarten genutzt und der »Circle of Security« erläutert und zwar: wie Eltern ihre Kinder emotional verstehen lernen und welche Bedürfnisse dahinter liegen; wie sie ihre Kinder unterstützen können, ihre Gefühle zu regulieren; wie sie dazu beitragen können, ihren Selbstwert zu steigern; und wie sie die Selbstentfaltungskräfte der Kinder wertschätzen können. Das Programm kann außerdem im Schulkontext z. B. durch Schulpsycholog*innen bzw. Schulsozialarbeiter*innen eingesetzt werden.

In einigen Überblicksarbeiten wurden die positiven Effekte von bindungsorientierten Programmen für Eltern und ihren Kleinkindern zusammenfassend dargelegt (Letourneau et al., 2015; Mountain et al., 2017): Insgesamt zeigt sich, dass diese Programme zu einer höheren Bindungssicherheit beitragen und gleichzeitig desorganisierte Bindungen zurückgehen. Außerdem konnte bestätigt werden, dass die mütterliche Sensitivität infolge dieser spezifischen Intervention gesteigert werden kann. Besonders erwähnenswert ist der Befund, dass vor allem Hochrisiko-Familien den größten Nutzen aus diesen Programmen zogen. In einer kürzlich veröffentlichen randomisiert-kontrollierten Studie zur Überprüfung der Wirksamkeit von COS-P mit einkommensschwachen Müttern und ihren Kindern zeigten sich heterogene Befunde, u. a. dass sich nicht-unterstützende Reaktionen von Seiten der Mütter auf kindlichen Stress reduzierten (nicht jedoch, dass unterstützende Reaktionen zunahmen), dass sich die Exekutivfunktionen wie inhibitorische Kontrolle – nicht aber kognitive Flexibilität – auf Seiten der Kinder verbesserte (für Details Cassidy et al., 2017).

Im deutschsprachigen Raum wird das Programm von Frau Prof. Brigitte Ramsauer vertreten. Es liegt eine RCT-Studie vor, die in Deutschland durchgeführt wurde (Ramsauer et al., 2020), bei der die Wirksamkeit einer klinischen Version – »Circle of Security-Intensive« (COS-I)-Intervention« – zur Förderung der Feinfühligkeit und sicheren Bindung bei Frauen mit postpartaler Depression und ihren 4–9-monatigen Säuglingen überprüft wurde. Diese COS-I-Version führte zu keinen signifikanten Unterschieden zwischen Interventions- und TAU-Kontrollgruppe in der Feinfühligkeit der Mütter und der Bindung der Kinder. Jedoch zeigten diejenigen Mütter der Interventionsgruppe mit eigener unsicher-ängstlich/ungelöster (unresolved) Bindung signifikant mehr Sensitivität gegenüber ihren Kindern als die Mütter ohne diesen Bindungsstil (non-unresolved), wobei sich in der Kontrollgruppe das Gegenteil fand. Weitere Studien zur Aufklärung dieser Moderatoreneffekte stehen allerdings noch aus.

Tab. 5.2: Übersicht zu Circle of Security (COS) bzw. Circle of Security Parenting-Intervention (COS-P)

Circle of Security COS bzw. Circle of Security Parenting-Intervention (COS-P) – Kreis der Sicherheit	
Cooper, G., Hoffman, K., Powell, B. (2009). *Circle of Security Parenting: Facilitator DVD Manual 5.0.* Marycliff Institute.	
Adressat*innen	Eltern bzw. Mütter aus einkommensschwachen Verhältnissen bzw. mit depressiver Störung oder Trauma-/Gewaltexposition und ihre Kinder im Baby-, Krabbel- bzw. Kleinkindalter (1–5-Jährige)
Ziel	Eltern/Mütter stärken für den Aufbau einer sicheren Bindungsbeziehung zu ihren Kleinkindern durch Erhöhung der Sensibilität gegenüber den Signalen/Bedürfnissen des Kindes
Theorie	Bindungstheorie
Umfang	COS: 20 Wochen; COS-P: acht Module
Wirksamkeit	Verschiedene Metaanalysen und systematische Überblicksarbeiten, darunter auch RCT-basierte Originalstudien, belegen die Wirksamkeit von bindungsorientierten Eltern-/Kind-Programmen insbesondere für Risikofamilien wie z. B. niedrigem sozioökonomischen Status
Wie finde ich es?	www.circleofsecurityinternational.com/ bzw. für eine Kurzeinführung auf Englisch: https://vimeo.com/122770192 in Deutschland: www.medicalschool-hamburg.de/hochschule/unser-team/team-fakultaet-medizin-universitaet/professoren/brigitte-ramsauer/

5.3 STEEP™ – Steps Toward Effective and Enjoyable Parenting

Das Frühinterventionsprogramm »Steps Toward Effective and Enjoyable Parenting« (STEEP™) beschreibt die Schritte hin zu gelingender und

Freude bereitender Elternschaft. STEEP™ wurde in den 1980iger Jahren an der Universität von Minnesota von Martha Erickson und Byron Egeland entwickelt und fußt auf ihrer langen Erfahrung in der Arbeit mit Hochrisikofamilien. Genau wie bei den Circle of Security-Programmen bildet die Bindungstheorie den zentralen Ausgangspunkt. Elterliche oder mütterliche Co-Regulation im Zusammenhang mit Stressreaktionen auf Seiten des Kindes stehen im Vordergrund – insbesondere wie durch sichere Bindungserfahrungen in Verbindung mit einer Feinfühligkeit und Responsivität zur Resilienz des Kindes beigetragen werden kann. Übergeordnet soll das Programm dazu beitragen, Kindesmissbrauch vorzubeugen und zum Kindeswohl beizutragen.

Die Intervention selbst umfasst – ähnlich wie COS – ein videogestütztes Beratungsangebot in Gruppen und Hausbesuche für Eltern und Bezugspersonen von der Schwangerschaft bis zum 2. Lebensjahr des Kindes. Durch die visuelle Nachvollziehbarkeit von Eltern-Kind-Interaktionen und dieser Art von psychoedukativen Elementen sollen die Eltern neben der Steigerung der Einfühlsamkeit auch dabei unterstützt werden, die Kindesentwicklung zu verstehen (Informationsvermittlung) und eine positive Elternschaft zu fördern. Das konkrete Verhalten soll positiv trainiert werden, aber auch verinnerlichte Beziehungsmodelle sollen reflektiert ggf. korrigiert werden, wie auch soziale Unterstützung und Beratung den Prozess begleiten sollen. Der Berater/die Beraterin spielt dabei eine wichtige Rolle, d. h. selbst eine sichere Basis zu schaffen, Unterstützung anzubieten, sichere Bindung zwischen Eltern und Kind zu fördern, Gefühle zu reflektieren und bindungsbezogene Elemente der Beziehungsgestaltung zu vergegenwärtigen und auch ggf. positiv weiterzuentwickeln. Zusammengefasst beinhalten die Interventionsschritte Folgendes:

- Videoaufnahme der Eltern-Kinder-Interaktionen anschauen und reflektieren
- Eigene Bindungserfahrungen vergegenwärtigen und in Bezug zur aktuellen Situation setzen
- helfende Beziehungen gestalten
- durch den Helfer bzw. andere Gruppenmitglieder soziale Unterstützung erfahren

In Deutschland wird STEEP™ seit 2001 eingesetzt und wurde hier bereits evaluiert: Die Wirksamkeit wurde u. a. durch die Steigerung sicherer Bindung (bzw. Bindungsrepräsentationen) bei den Kindern bzw. Eltern nachgewiesen (Suess et al. 2016).

Tab. 5.3: Übersicht zu STEEP™

STEEP™ – »Steps Toward Effective and Enjoyable Parenting« – Schritte hin zu gelingender und Freude bereitender Elternschaft	
Erickson, M. F. & Egeland, B. (2009). *Die Stärkung der Eltern-Kind-Bindung. Frühe Hilfen für die Arbeit mit Eltern von der Schwangerschaft bis zum zweiten Lebensjahr des Kindes durch das STEEP™-Programm* (2. Auflage). Klett-Cotta.	
Adressat*innen	Eltern bzw. Mütter und ihre Kinder im Baby-, Krabbel- bzw. Kleinkindalter; insbesondere bei vorliegenden Risikofaktoren (vgl. COS)
Ziel	Eltern/Mütter stärken für den Aufbau einer sicheren Bindungsbeziehung zu ihren Kleinkindern.
Theorie	Bindungstheorie (Bolwby)
Umfang	Je nach Kontext, über den Zeitraum von Schwangerschaft bis zum 2. Lebensjahr
Wirksamkeit	Verschiedene Metaanalysen und systematische Überblicksarbeiten belegen die Wirksamkeit von bindungsorientierten Eltern-/Kind-Programmen; auch in Deutschland konnte die Wirksamkeit nachgewiesen werden.
Wie finde ich es?	https://steep-qualifizierung.de

5.4 FIRST STEPS für Familien mit Migrations- und Flüchtlingshintergrund

Bei diesem Präventionsprojekt – das erstmals 2010 in Frankfurt und zwei Jahre später in Berlin eingesetzt wird – geht es darum, Familien mit Migrations- und Flüchtlingshintergrund (d. h. Eltern mit Migration der ersten Generation) bei der Integration zu unterstützen (Leuzinger-Bohleber et al., 2016). Migration steht häufig mit traumatischen Erfahrungen in Verbindung, da das kulturelle System in seiner halt- und sinngebenden Funktion verloren gegangen ist. Dies äußert sich in Symptomen der Desorganisation bis hin zu manifesten Traumata. Nicht selten sind Loyalitätskonflikte gegenüber Eltern und Verwandten sowie Beeinträchtigungen der kulturellen oder individuellen Identität wichtige Themen. Dies führt in der Regel zu erschwerten Bedingungen der Integration. Diejenigen, die unbeschadet Migrationserfahrungen bewältigen, finden verschiedene Lösungen der Integration der ursprünglichen und der neuen Kulturen und entwickeln ein hohes Maß an interkultureller Kompetenz. Im Unterschied dazu können extreme oder rigide Fixierungen sowohl auf die ursprüngliche als auch auf die neue Kultur eine funktionale Anpassung verhindern. Die Faktoren, welche die Anpassung in Folge von Migration erschweren, liegen nicht nur in der Persönlichkeit, sondern auch in den situativen Erfahrungen mit der neuen Kultur begründet. Eine gelingende Anpassung hängt in der Regel von einer Reihe von Abschieds- und Trauererfahrungen ab, die – wenn sie ausbleiben – aus Sicht der Autoren zu ungelösten Traumata führen können. Das fortführende Erleben nachteiliger sozioökonomischer Bedingungen, nicht bearbeitete Verlust- oder auch Diskriminierungserfahrungen bis hin zu zeitweiliger Obdachlosigkeit erschweren zusätzlich einen funktionalen Übergang (Bohleber, 2012).

Traumatische Erfahrungen der Eltern, die im Zusammenhang mit der Migration stehen, wirken sich direkt und indirekt auf ihre Kinder aus, insbesondere in der Zeit nach der Geburt. Die soziale Einbettung, die in der Regel eine wichtige Ressource in einer solchen kritischen Übergangsphase von der Partnerschaft zur Elternschaft im Leben darstellt, fehlt. Depressiver Rückzug und soziale Isolation sind nicht selten und intensiveren die Belastung im Sinne einer weiteren Risikokonstellation. Das Kind nimmt unbewusst die elterliche Situation wahr und entwickelt darauf basierend eine starke Ambivalenz gegenüber der bikulturellen Zugehörigkeit. Wenn sich das Kind eher mit den Eltern zu identifizieren beginnt, erschwert es möglicherweise das eigene entwicklungsbedingte Individuationsstreben. Beginnt der junge Erwachsene sich schließlich mehr und mehr von seinen Eltern zu separieren, wird dies häufig als eine Art der Re-Inszenierung des Verlusts der Heimat erlebt (»es bleiben uns nur unsere Kinder«). Nicht selten kommt es zu Parentifizierung der Kinder und zur Umkehr des Rollengefüges innerhalb der Kernfamilie. Um bei dieser Risikogruppe psychische maladaptive Entwicklungsverläufe bei betroffenen Kindern vorzubeugen, richtet sich dieses psychodynamische Präventionsprogramm an junge Kinder und ihre Eltern mit Migrationshintergrund – insbesondere an die Mütter.

Psychoanalytisch geschultes Fachpersonal bietet Gruppen für Familien an, um vor allem die soziale Integration der Kleinkinder positiv zu beeinflussen. Bei Bedarf können zusätzlich Hausbesuche und Einzelkontakte genutzt werden. Die Interventionen beziehen sich auf eine Erziehungsunterstützung und Orientierung für die Entwicklung der Kinder mit dem Fokus auf Spracherwerb, gesunde Ernährung, Schulung der elterlichen Sensibilität und Verantwortungsübernahme bis zur Grenzsetzung u. a. Das Gruppensetting dient des Austausches vor allem der Mütter untereinander, ist als Spielzeit für die Kinder und als Interaktionszeit der Mütter mit ihren Kindern gedacht ohne spezifische Themenvorgabe. Ein Aspekt, der besonders hervorgehoben wird, ist die Schaffung einer haltenden sozialen Umgebung (holding environment nach Winicott). Dadurch soll eine korrigierende, extra-familiäre Beziehungserfahrung der Kleinkinder ermöglicht werden, da sie sonst häufig keine oder seltene außerfamiliäre Beziehungen aufbauen und erleben aufgrund seltener Inanspruchnahme extra-familiärer Betreuungseinrichtungen wie z. B. Krippen oder Tagesmütter. Der Austausch über Gefühle, Gedanken und Erfahrungen unter den Müttern in Anwesenheit ihrer Kinder gilt aus Sicht der Autorinnen als Teil des Wirkmechanismus (vgl. Gruppe als Wirkmechanismus/-ort nach der französischen Analytikerin Françoise Dolto). Die Väter werden zwar auch einbezogen, sind häufig jedoch aufgrund kultureller Aspekte – wie beispielsweise, dass sich die Frauen un-

Tab. 5.4: Übersicht zu FIRST STEPS

FIRST STEPS – Erste Schritte	
Leuzinger-Bohleber, M. & Lebiger-Vogel, J. (Hrsg.) (2016). *Migration, frühe Elternschaft und die Weitergabe von Traumatisierungen – Das Integrationsprojekt »ERSTE SCHRITTE«*. Klett-Cotta.	
Adressat*innen	0–3-Jährige und ihre Familien (bzw. Mütter) mit Migrationserfahrung bzw. Flüchtlingserfahrung
Ziel	Verbesserung der Integration von Kleinkindern mit Migrationshintergrund und ihren Eltern/Müttern durch Förderung von Elternkompetenzen und sozial-emotionaler Entwicklung der Kinder; dadurch Vorbeugung stressbedingter Überforderungen bei Schwellensituationen wie der Eintritt in Kindergarten (u. a. gemessen an besseren Deutschkenntnissen)
Theorie	Psychodynamik der Migration und der dadurch entstehenden Transmission traumatischer Erfahrung von Verlust und Trauer von Eltern auf ihre Kinder; dadurch Beeinträchtigung der psychischen Entwicklung betroffener Kinder vor allem bezogen auf die Separation/Individuation sowie auf die Entwicklung von Selbst und Identität (Selbst-Objekt-Differenzierung etc.)
Umfang	Wöchentliche, 2–3-stündige psychoanalytisch-begründete Eltern/Mutter-Kind-Gruppensitzungen (6–8 Mutter-/Eltern-Kind Dyaden/Triaden in einer Gruppe, begleitet durch drei mehrsprachige Entwicklungsberater)
Wirksamkeit	Mindestens eine prospektiv-randomisierte Vergleichsstudie vorhanden
Wie finde ich es?	www.sigmund-freud-institut.de/index.php/mitarbeiterinnen/dr-phil-judith-lebiger-vogel/erste-schritte/ www.idea-frankfurt.eu/de/forschung/schwerpunkte/adaptive-bildungskontexte/erste-schritte

tereinander offener/vertrauter miteinander austauschen können und Männer und Frauen in diesem Sinne häufiger voneinander getrennte Aufgabenbereiche wahrnehmen – nicht in den regelmäßigen Gruppentreffen eingebunden, sondern am Anfang oder zu besonderen Anlässen dabei. Das geschulte Fachpersonal übernimmt die Begrüßung und Verabschiedung (in der Regel ritualisiert durch Anfangs- und Abschiedslieder) und arbeitet vor allem mit der Wahrnehmung der Kommunikation und des analytischen Zu-Hörens (vgl. Lebiger-Vogel et al., 2013).

Die kurz- und langfristige Wirksamkeit ist u. a. durch eine randomisierte Studie mit jeweiligen Kontrollgruppen bestehend aus nicht-professionell moderierten Elterntreffs mit zwei Präventionsangeboten in Frankfurt/Main und Berlin und Belgien belegt (Lebiger-Vogel et al. 2015, Meurs & Jullian, 2015). Hier wurden 0–3-Jährige mit Migrationshintergrund mit Blick auf die Integration über sechs Messzeitpunkte hinweg untersucht. Psychoanalytisch geschultes Fachpersonal förderte die frühe Elternschaft-Kompetenzen und ging auf die individuellen Bedürfnisse der eingeschlossenen Familien ein. In den psychoanalytisch orientierten Gruppen fanden sowohl wöchentliche Mutter-Kind-Gruppen als auch Einzelkontakte per Telefon und Hausbesuchen statt. Auch die Mütter, die zufällig der Laienhelferinnen-Kontroll-Gruppe – ohne professionelles Konzept und geleitet von Migrantinnen ohne weitere Unterstützung – zugeordnet wurden, konnten zusätzlich wöchentliche Mutter-Kind-Gruppen aufsuchen. Die Integration gelang gegenüber den nicht-professionellen Elterntreffs signifikant wirksamer (Modelprojekt Jasmin in Frankfurt und Hand-in-Hand in Berlin; Fritzemeyer, 2019, Lebiger-Vogel et al. 2019).

Zusammenfassung

Bis auf das STEPS-Programm für Mütter mit Migrationshintergrund haben alle hier aufgeführten selektiven psychodynamischen Präventionsprogramme einen Transmissions- und Strukturfokus, d. h. dass über die Vermittlung psychischer Fertigkeiten die Transmission von Problemen der Elterngeneration (psychische Erkrankungen, Traumatisierungen) und dysfunktionales Elternverhalten gemindert werden soll. KfdN, CoS und STEEP™ richten sich an Familien mit Risikokonstellationen mit kleinen Kindern, vorzugsweise bereits in der Schwangerschaft. Der große Vorteil von KfdN liegt darin, dass es eine aufsuchende Hilfe ist, die sensibel mit Stigmatisierungsprozessen und Konflikten durch das Hilfeangebot selbst umgeht und somit eine professionelle Reflexion der Helfer*innen als Kernkonzept des Programms enthält. Neben einem psychoedukativen und zur Selbstreflexion anregenden Elterntraining zur Stärkung der Elternkompetenzen findet eine individuelle Risikodiagnostik und darauf aufbauende Fallplanung und ggf. Vermittlung statt. Das Circle of Security-Programm (CoS) ist ein bindungsbasiertes Training, das in seinen Langformat mit 20 Wochen ein intensives Videofeedback zur Erweiterung der elterlichen Kompetenzen enthält. Im Kurzformat mit acht Sitzungen findet wie im Langformat eine Psychoedukation zu Bindung und Stärkung der Kinder durch Co-Regulation statt. Im Gegensatz zu KfdN ist der CoS auf eine Komm-Struktur angewiesen und braucht dafür fortgebildete Trainer*innen. STEEP™ baut konzeptuell ebenfalls auf der Bindungstheorie auf und zielt in seinem zweijährigen Programm auf eine Resilienzstärkung der Kinder und Prävention von Missbrauch/ Misshandlung. STEEP™ ist das umfassendste Programm der drei und verbindet Gruppenpsychoedukation mit Videofeedback und Hausbesuchen. Die teilnehmenden Eltern werden darin unterstützt, ihre eigenen Beziehungsmodelle zu reflektieren und somit findet die Arbeit auch an den Repräsentationen der Eltern statt. Dazu wird neben der Psychoedukation, dem Videofeedback und dem konkreten Üben die Beziehung zur STEEP™-Beraterin als Wirkmechanismus der Veränderung von Bindungsverhalten explizit eingesetzt.

Wie bereits erwähnt, ist das STEPS Programm für Mütter mit Migrationshintergrund für eine andere Zielgruppe und auch unter Nutzung des Konfliktfokus konzipiert. Das Programm läuft über drei Jahre und beinhaltet ein offenes Gruppenkonzept ohne Psychoedukation oder thematischer Festlegung. Als Wirkmechanismus wird die haltende Beziehungserfahrung mit der Beraterin und in der Gruppe angenommen. Das Angebot soll über den sozialen Austausch einer Isolation der Mütter vorbeugen und sie unterstützen mit Blick auf den durch Migration entstehenden Stress, kulturelle Identitäts-Konflikte und fehlende soziale Kontakte.

Fragen zum weiteren Nachdenken

- Wie wichtig ist die Beziehung zu den Trainer*innen oder Berater*innen in einem Präventionsprogramm als ein Wirkfaktor der Veränderung?
- Wie lange dauert es, um eine unbewusste Beziehungsrepräsentation zu verändern?
- Wie können Mitarbeiter*innen in Präventionsprogrammen mit einer drohenden Kindeswohlgefährdung umgehen?

6 Indizierte psychodynamische Präventionsprogramme

Einführung

Indizierte Prävention wird dann eingesetzt, wenn sich bereits Symptome manifestiert haben, so dass nicht länger von einer potentiellen Risikogruppe gesprochen werden kann, sondern von einer Gruppe, die sehr wahrscheinlich z. B. eine psychische Erkrankung entwickeln wird. Besonders bei der indizierten Prävention ergeben sich daher Schnittstellen zur Psychotherapie, die effektiv die Entwicklung einer vollständigen psychischen Erkrankung unterbrechen kann. Dies steht allerdings im Kontrast zu den allgemeinen Abrechnungslogiken des Gesundheitssystems, die psychotherapeutische Maßnahmen an das Vorhandensein einer F-Diagnose des ICD-10 knüpft. Damit können subklinische Probleme nicht bei den Krankenkassen abgerechnet werden, was der Idee der indizierten Prävention entgegensteht. Indizierte Prävention im Gesundheitswesen muss daher kreative Lösungen finden und findet sich aufgrund der paradoxen Situation, dass das Verhindern einer bereits in den Anfängen befindlichen psychischen Erkrankung nicht durch die Krankenkassen finanziert wird, eher in spezifischen klinischen Settings mit Spezialsprechstunden oder Institutsambulanzen. Dies betrifft auch die meisten der fünf Programme oder Bereiche, die wir zur Illustration hier dargestellt haben und ebenfalls jeweils am Ende des Unterkapitels in einer Schnellübersicht zusammengefasst werden.

Lernziele

- Spezifika der indizierten Prävention kennen und von universeller und selektiver Prävention abgrenzen können
- Praxisbeispiele für psychodynamische indizierte Prävention kennen
- Verknüpfungen psychodynamischer Theorie und Anwendungen in der indizierten Prävention verstehen

In den letzten Jahren haben sich im Bereich der indizierten Prävention verstärkt Programme entwickelt, die z. B. psychisch kranke Eltern adressieren. Dabei werden die Eltern in den Präventions-Programmen nicht im Hinblick auf ihre psychischen Erkrankungen behandelt, sondern auf ihre elterlichen Kompetenzen, da psychisch kranke Eltern ein hohes Risiko haben, dass ihre Kinder ebenfalls psychisch krank werden. Daher ordnen wir diese Programme der indizierten Prävention zu. Aus der Vielfalt an Programmen haben wir eines herausgegriffen, welches sich psychisch kranken Eltern zur Prävention von Misshandlungen widmet: das Leuchtturm-Elternprogramm. Andere wichtige und sehr gut evaluierte Programme sind z. B. auf spezifische Erkrankungen ausgerichtet wie z. B. Suchterkrankungen (Mothering from Inside Out, Suchman et al., 2017) oder verfolgen ein eher beratendes Angebot ohne explizit psychodynamischen Schwerpunkt (z. B. Children of mentally ill parents – Chimps, Wiegand-Grefe et al., 2011). Weitere Programme der indizierten Prävention sind Kurz-Interventionen bei frühkindlichen Regulationsstörungen, die Interaktionsteufelskreise niedrigschwellig unterbrechen helfen. Frühe Regulationsstörungen sind hochprävalent und können eine enorme Belastung für die betroffenen Familien darstellen, weshalb eine Kurzzeittherapie wie die fokussierte Säuglings-Kleinkind-Eltern-Therapie (fSKEPT) den Weg in eine chronifizierte Interaktionsstörung und auch existentielle Gefahren wie z. B. das frühe Schütteltrauma verhindern kann.

Bei der Prävention von ADHS haben wir ein Programm des Sigmund-Freud-Instituts in Frankfurt aufgenommen, dass sich im Grenzbereich zwischen indizierter und selektiver psychodynamischer Prävention befindet. Dieses Programm wird im Kleinkindalter bzw. Kindergartenbereich eingesetzt, also zu einem Zeitpunkt, in der ADHS-Diagnosen noch nicht gesichert vergeben werden können. Es zielt daher darauf ab, wichtige Vorläufer wie auffällig aggressives oder impulsgestörtes Verhalten zu adressieren und zwar mithilfe psychoanalytisch geschultem Kindergartenpersonal. So sollen extrafamiliär positive Beziehungserfahrungen ermöglicht und eine angemessene Affektregulation unterstützt werden. Lern- und Aufmerksamkeitsschwierigkeiten im Schulalter sollen so vorgebeugt werden, was auch gemäß einer Studie nachgewiesen werden konnte. Neben der Idee der strukturellen Nachreifung kommen Aspekte der Impulskontrollsteuerung und Mentalisierung zum Tragen. Insgesamt sind präventive Maßnahmen hier besonders bedeutsam, um der hohen Anzahl an langzeitlich medizierten Fällen etwas entgegenzusetzen. Darüber hinaus sollten im Bereich der ADHS-Prävention auch verhältnispräventive Aspekte diskutiert werden, wie »Schule« insgesamt strukturiert und Lehr-Lern-Prozesse aufgebaut sein sollten, um Kinder da abzuholen, wo sie stehen, ihre Bedürfnisse berücksichtigt und ihr Lernverhalten gefördert werden können.

Der Schwerpunkt von Prävention bei Psychosen liegt auf der Identifizierung von Hochrisikogruppen, da die Folgeschäden insgesamt ein beträchtliches Ausmaß einnehmen. Häufige Vorzeichen sind Insuffizienzgefühle, Angst vor Leistungsversagen sowie kognitive und aufmerksamkeitsbezogene Störungen lange vor Erstausbruch. Hier setzen niedrigschwellige, aufsuchende familienorientierte Ansätze an, die auch in psychodynamisch Hinsicht biographische Elemente prägender Beziehungserfahrungen aufnehmen, um die Kaskade von erhöhter Sensibilität und (sozialer) Stressoren und den damit verbundenen potentiellen Rückfällen zu unterbrechen. Im Kontext der Therapie kann ein mentalisierungsbasiertes Vorgehen vor allem die Beeinträchtigungen höherer kognitiver Funktionen adressieren: die Stärkung der Mentalisierungfähigkeit wird im Sinne der Resilienzstärkung aufgegriffen. Für die Suizidprävention liegt kein strukturiertes psychodynamisches Programm vor, u. a. da die Wirksamkeit nachzuweisen, hier besonders erschwert ist. Ein wichtiger Teil präventiver Arbeit ist die Fokussierung auf Ent-Stigmatisierung, also es gesellschaftlich zu erleichtern, über suizidale Gedanken und Gefühle zu sprechen und die Angst vor »Ansteckung« zu nehmen. Darüber hinaus spielt das Aufspüren von Hochrisikogruppen eine besondere Rolle, die hier noch mehr ins Gewicht fällt, da wenige vor der Ausführung einer suizidalen Handlung institutionalisierte Hilfe in Anspruch genommen haben. Ein anderer Fokus liegt auf der Phase nach Entlassung aus einer stationären psychosozialen Versorgungssituation: anders als vermutet führen der Wegfall der strukturierten Versorgung oft zu erschwerten Bedingungen, die therapeutischen Errungenschaften auch später in den Alltag selbstständig zu integrieren. Psychodynamische Ansätze helfen, die Situation eines Betroffenen vor, während und nach einer suizidalen Handlung zu verstehen, und einen Fokus auf eine realitätsgetreue Einschätzung erzielter psychischer Entlastung zu setzen und gleichzeitig u. a. die Affekttoleranz u. a. mithilfe von Containment und co-Regulationsangeboten zu stärken. Auch werden unter Rückgriff auf mentalisierungsfördende Maßnahmen wie auch Gegenübertragungsprozesse indiziert präventiv bzw. therapeutisch gearbeitet. Wir haben in diesem Kapitel bedauerlicherweise kein Programm zur Prävention von Abhängigkeit einfügen können, da uns kein strukturiertes Programm bekannt ist. Ähnlich wie bei der Prävention von Psychosen und Suizidalität geht es hier aus psychodynamischer Sicht darum, Abhängigkeitsstörungen als eine Störung der Selbstregulierung zu verstehen. Dies kann an unterschiedlicher Stelle vorbeugend adressiert werden: Abhängigkeit kann als eine Abwehrstrategie verstanden werden, Gefühle von Ohnmacht, Leere und Hilflosigkeit zu bewältigen – nur eben ohne Erfolg. Kompensiert werden sollen ein geringes Selbstwertgefühl wie auch Ängste und Selbstzweifel. In der Welt unter Drogeneinfluss entsteht ein imaginatives und bedingt vorübergehendes Gefühl der Kontrolle. Die Kehrseite ist, dass die eigentliche Auseinandersetzung mit dem eigenen emotionalen Erleben und die Fähigkeit zur Selbstberuhigung außen vor bleibt. Programme, die daher die Affektwahrnehmung, -differenzierung und -toleranz und die grundlegende Selbstregulierung und die Bewältigungsfähigkeit von Stress – also mit Fokus auf der Entwicklung und Förderung von strukturellen Aspekten – unterstützen, können so vermutlich vorbeugend gegenüber der Entstehung von Abhängigkeitsstörungen wirken.

6.1 Das Leuchtturm-Elternprogramm

Einschränkungen in der Mentalisierungsfähigkeit finden sich oftmals bei Eltern mit psychischen Erkrankungen und beeinträchtigen die elterlichen Kompetenzen in der Versorgung und Betreuung des Kindes. Eine Reihe von Studien konnte zeigen, dass psychisch kranke Eltern, die frühe Misshandlungserfahrungen erlitten, ein besonders großes Risiko für niedriges elterliches Mentalisieren aufweisen. Gleichzeitig ist die Mentalisierungsfähigkeit ein Resilienzfaktor, der Eltern hilft, schädliche Verhaltensweisen dem Kind gegenüber zu erkennen und zu unterbinden. Psychisch schwer erkrankte Eltern können unabhängig von ihrer spezifischen Diagnose auf verschiedenen Pfaden die Gesundheit ihrer Kinder beeinträchtigen. Dazu gehören eine übermäßige Beschäftigung mit Symptomen und eingeschränkter Responsivität in Bezug auf die Bedürfnisse des Kindes, eingeschränkte emotionale Verfügbarkeit, Ärger und Reizbarkeit sowie Verhaltensauffälligkeiten (Brockington et al., 2011). Kinder psychisch kranker Eltern haben daher ein erhöhtes Risiko für verschiedenste Formen von Misshandlungen, wie z. B. Antipathie, Vernachlässigung, körperliche Misshandlung, sexuelle Gewalt und Bindungsstörungen.

Das Leuchtturm-Elternprogramm für psychisch kranke Eltern wurde auf der Grundlage der Mentalisierungsbasierten Therapie (MBT; Taubner et al., 2019), von Gerry Byrne aus Oxford entwickelt (Byrne & Lees, 2017). Das Originalprogramm besteht aus 20 Gruppen- und 20 Einzelsitzungen und wird für psychisch kranke Eltern in England angeboten, die bereits Misshandlungen an ihren Kindern verübt haben. Nach der Teilnahme am Programm wird über eine Rückführung oder Verbleib des Kindes bei den Eltern entschieden. Die deutsche Adaptation des Programms ist stärker präventiv und richtet sich an psychisch kranke Eltern, die Sorge vor Misshandlungen haben bzw. die stationär psychiatrisch behandelt werden. Für diese Zielgruppe wurde das Programm stärker manualisiert und zeitlich begrenzt. Das stationäre Programm wird in vier Wochen mit zwölf Sitzungen (davon fünf Gruppensitzungen) durchgeführt, das ambulante Programm besteht aus zwölf Gruppen und sechs Einzelsitzungen. Elemente des Programms sind ein strukturiertes Bindungs-Interview, Videofeedback zu einer Eltern-Kind-Interaktion, eine individuelle Fokusformulierung, Gruppendiskussion und -reflexion, Psychoedukation und Hausaufgaben.

In allen Sitzungen werden die spezifischen Schwierigkeiten der Eltern in Bezug auf ihre Elternrolle, ihre Erfahrungen mit ihren eigenen Eltern sowie die spezifische Interaktion mit ihrem Kind fokussiert. Die Eltern lernen den mentalen Zustand ihres Kindes besser zu verstehen und darauf zu reagieren sowie mit Aspekten umzugehen, die mit ihrer eigenen Biografie und psychischen Erkrankung zusammenhängen. Basis ist die MBT-orientierte therapeutische Haltung, die sich durch Neugier, Interesse, Offenheit und eine Haltung des Nicht-Wissens der Leuchtturm-Therapeuten auszeichnet. Neben der Haltung soll eine Verbesserung der elterlichen Mentalisierung über drei Schlüsselkomponenten des Programmes erreicht werden: Dem Üben der Fähigkeit des Mentalisierens in Gruppen- und Einzelsitzungen, dem Bereitstellen eines sicheren Ortes innerhalb der Therapie, an dem Mentalisieren hervorgerufen, exploriert und herausgefordert werden kann und der Psychoedukation über Kindesentwicklung und Kernkonzepte der Bindungstheorie und Psychoanalyse. Das Programm ist mit seiner Ausrichtung klar im Bereich der Transmission sowie des Strukturfokus, bei dem die Eltern vermittelt über verbesserte Mentalisierung (auch in Stresssituationen) eine sichere Bindung vermitteln können und in Rollenspiele konkretes Handwerkszeug erlernen, wie Beziehungen mit ihren Kindern nach einem Streit repariert werden können.

Spezifische Elemente des Leuchtturm-Programms beschreiben die Fähigkeit der Eltern, ihr Kind im Geiste zu mentalisieren bzw. sich diesem zur Seite stellen zu können. Das Ziel des Leuchtturm-Programms ist es, den Eltern zu ermöglichen, vom »Kind als Silhouette« zu einer 3- bzw. 4D-Sicht auf das Kind gelangen zu könnten. Dafür erlernen die Eltern einfache, leicht verständliche Metaphern für Bindung und Mentalisierung, z. B. werden Eltern als »Leuchttürme« bezeichnet, die ihre Kinder »anstrahlen« (mentalisieren) und ihnen einen »sicheren Hafen« (sichere Bindung) bieten und sie manchmal durch eine »unruhige See« (z. B. psychische Erkrankung der Eltern) führen müssen. Ein Fokus der Gruppen- und Einzelsitzungen stellen v. a. stressbelastete Situationen dar, in denen der Leuchtstrahl der Eltern reduziert oder aus ist und das

Tab. 6.1: Übersicht über das Leuchtturm-Elternprogramm

Das Leuchtturm-Elternprogramm	
Volkert, J., Georg, A., Hauschild, S., Herpertz, S. C., Neukel, C., Byrne, G. et al. (2019). Bindungskompetenzen psychisch kranker Eltern stärken: Adaptation und Pilottestung des mentalisierungsbasierten Leuchtturm-Elternprogramms. *Praxis der Kinderpsychologie und Kinderpsychiatrie, 68(1)*, 27–42.	
Adressat*innen	Psychisch kranke Eltern mit Kindern zwischen 0 bis 14 Jahren
Ziel	Eltern mit psychischen Erkrankungen darin unterstützen, einen sicheren Hafen für ihr Kind zur Verfügung zu stellen und die elterliche Mentalisierung zu stärken, besonders in Stresssituationen, um Missbrauch (physisch, verbal und emotional) zu verhindern
Theorie	Eltern mit psychischen Erkrankungen haben wenig eigene Repräsentationen eines sicheren Hafens und verlieren in Stresssituationen schneller ihre Fähigkeit, ihr Kind als denkendes und fühlendes Gegenüber wahrnehmen zu können. Wenn eigene negative Erinnerungen getriggert werden, erleben sie die Kinder vielleicht als feindselig und verhalten sich dann ebenfalls feindselig. In den Gruppen-Therapiesitzungen wird in einem Wechsel aus Psychoedukation, Metaphernlernen, Reflexion und Rollenspiel geübt, die eigene Mentalisierung zu beobachten und Beziehungen zu reparieren. In den Einzelsitzungen wird ein auf den Teilnehmenden zugeschnittene Fokusformulierung erarbeitet.
Umfang	Ambulant: 12 Gruppensitzungen und 6 Einzelsitzungen Stationär: 5 Gruppensitzungen und 7 Einzelsitzungen
Wirksamkeit	Zwei positive Pilotstudien und eine laufende randomisiert-kontrollierte Studie
Wie finde ich es?	www.klinikum.uni-heidelberg.de/zentrum-fuer-psychosoziale-medizin-zpm/institut-fuer-psychosoziale-praevention/forschung/mentalisierungsbasierte-praevention-und-intervention

Risiko für Misshandlungen steigt. Darüber hinaus wird auch die Metapher des »projektiven Strahls« verwendet. Diese erklärt, dass eigene Bindungserfahrungen sowie frühe Misshandlungserfahrungen den Strahl auf das Kind verfärben können und dazu führen können, dass Eltern das Verhalten ihrer Kinder fehlinterpretieren, z. B. wenn das Kind schreit, annehmen, dass dieses sie ärgern möchte, obwohl es eigentlich Zuwendung möchte, weil sie dies mit ihren Eltern ähnlich erfahren haben. Gleichzeitig werden Eltern unterstützt, bereits vorhandene Ressourcen zur Erziehung zu nutzen und zu stärken.

In der durch das BMBF finanzierten klinischen Studie wird die Wirksamkeit des stationären Leuchtturm-Elternprogramms für psychisch kranke Eltern im Vergleich zu einer Kontrollbedingung untersucht, die die psychiatrische Regelbehandlung und eine verhaltens- und achtsamkeitsorientierte Intervention mit Informationen über positive Elternschaft beinhaltet. Das stationäre Programm wurde bereits im Rahmen einer Pilotstudie mit fünf Patientinnen in Bezug auf seine Implementierbarkeit, die Zufriedenheit der Teilnehmer sowie die Reduktion der elterlichen Stressbelastung erfolgreich evaluiert (Volkert et al., 2019). In einer nicht-kontrollierten Pilotstudie des englischen ambulanten Originalprogramms wurde eine Reduktion des elterlichen Stresses sowie eine Zunahme von Sensitivität und Selbstwirksamkeit der Eltern beobachtet (Sleed & Fearon, 2015).

6.2 Fokussierte Säuglings-/Kleinkind-Eltern-Psychotherapie bei frühkindlichen Regulationsstörungen (fSKEPT)

Als Regulationsstörungen in der frühen Kindheit werden Störungen des Schlafes, das exzessive Schreien, Fütterstörungen oder das exzessive Trotzen bezeichnet. Regulationsstörungen manifestieren sich je nach Alter in unterschiedlichen Verhaltens- und regulativen Kontexten und werden entsprechend als extreme Varianten in der Bewältigung alterstypischer Krisen konzeptualisiert, die sich belastend auf die Interaktionen mit den frühen Bezugspersonen auswirken können (Schmidt & Poustka, 2007). Die Prävalenzraten von Regulationsproblemen im ersten Lebensjahr werden in der Allgemeinbevölkerung auf 9.7% geschätzt, so dass also fast jedes 10. Kind betroffen ist (Briggs-Gowan et al., 2001). Eine entscheidende Rolle für die weitere Entwicklung und die Bewältigung der frühkindlichen Regulationsstörung stellt der Umgang mit der hohen elterlichen Belastung und die Qualität der Eltern-Kind-Beziehung dar (Smarius et al., 2017). Nicht bewältigbare Regulationsprobleme wie z. B. exzessives Schreien bergen ein hohes Risiko für frühkindliche Misshandlungen, die im schlimmsten Falle zu schweren Behinderungen und auch zum Tod des Säuglings führen können, wenn der Säugling z. B. geschüttelt wird. Daher sollten Behandlungsansätze die Eltern-Kind-Beziehung mit einbeziehen, Eltern in ihrem Kompetenzerleben stärken und eine Reduktion der elterlichen Belastung herbeiführen. Durch die Zentralität der Arbeit an der Eltern-Kind-Beziehung haben sich psychodynamische Therapieverfahren als wirksam erwiesen (Barlow et al., 2016).

Im Sinne der indizierten Prävention wurde die fokussierte Säuglings-/Kleinkind-Eltern-Psychotherapie (fSKEPT) entwickelt (Cierpka et al., 2007), die eine schnelle, niedrigschwellige und zeitlich begrenzte Intervention zur Behandlung von Regulationsstörungen darstellt. Die fSKEPT verbindet psychodynamische Eltern-Säuglingstherapien mit einem Fokalansatz und ist angelehnt an die Konflikt- und Strukturdiagnostik der Operationalisierten Psychodynamischen Diagnostik (Arbeitskreis OPD, 2006). Ziel der fSKEPT ist es, in vier Sitzungen Eltern in ihren Kompetenzen zu unterstützen, die überwältigenden Affekte des Kindes auszuhalten, seine psychologischen und physischen Bedürfnisse zu verstehen, sich bereitwillig an seine Perspektive anzupassen und die äußere Welt angemessen zu verändern. Zu jedem Termin wird das Kind gemeinsam mit Mutter und Vater eingeladen. Eine umfassende psychodynamische Diagnostik stellt die Grundlage der Fallkonzeptualisierung dar. Löst die neue Lebenssituation für die Eltern ein biografisch repetitives Konfliktthema aus, wird dies als Aktualkonflikt diagnostiziert und an der Konfliktachse der OPD beschrieben. Typischerweise treten in der Phase der frühen Elternschaft Konflikte zwischen Nähe und Distanz, Identitäts- und Rollenkonflikten, Konflikten in Verbindung mit der elterlichen Versorgungsfunktion, narzisstischen Krisen oder Schuldkonflikten auf.

Tab. 6.2: Übersicht über die Fokussierte Säuglings-/Kleinkind-Eltern-Psychotherapie

Fokussierte Säuglings-/Kleinkind-Eltern-Psychotherapie bei frühkindlichen Regulationsstörungen (fSKEPT)	
Cierpka, M., Scholtes-Spang, K., Kress, S., & Georg, A. K. (2017). Manualisierte psychoanalytische Fokalpsychotherapie der frühkindlichen Regulationsstörungen. *Kinderanalyse, 25(03)*, 231–263.	
Adressat*innen	Eltern mit Kindern zwischen 0 bis 5 Jahren, die eine frühkindliche Regulationsstörung aufweisen
Ziel	Eltern in ihren Kompetenzen zu unterstützen, die Affekte des Kindes auszuhalten, seine/ihre psychologischen und physischen Bedürfnisse zu verstehen, sich bereitwillig an seine/ ihre Perspektive anzupassen und die äußere Welt angemessen zu verändern
Theorie	Aktualkonflikte im Übergang zur Elternschaft und/ oder eingeschränktes elterliches Mentalisieren im Zusammenhang mit erhöhtem Stresserleben führen zu einem interaktionellen Teufelskreis, der die elterliche Selbstwirksamkeit und deren Co-Regulationskompetenz einschränkt. FSKEPT kombiniert Psychoedukation mit supportiven oder konfliktaufdeckenden Strategien, die sich entlang des jeweiligen Fokus (Konflikt vs. Struktur) ausrichten
Umfang	4 Sitzungen
Wirksamkeit	Eine positive randomisiert-kontrollierte Studie (Georg et al., 2020)
Wie finde ich es?	www.klinikum.uni-heidelberg.de/zentrum-fuer-psychosoziale-medizin-zpm/institut-fuer-psychosoziale-praevention/beratung-therapie

Zentral für die Entscheidung der Behandlungsstrategie ist darüber hinaus die klinische Einschätzung der elterlichen Mentalisierungsfähigkeit. Diese wird definiert als die Fähigkeit von Eltern, sich ein inneres Bild von ihrem Kind als eigenständiges mentales Wesen mit Wünschen, Absichten und Gefühlen zu machen (Sharp & Fonagy, 2008). Nach dem Erstgespräch wird der Behandlungsfokus in einem Satz zusammengefasst, der die Beziehungsdynamik, die konflikt- oder/und strukturbedingte Einschränkungen der Eltern sowie die kindliche Symptomatik verbindet. Darauf aufbauend wird entweder ein Konfliktfokus, ein Strukturfokus oder ein kombinierter Konflikt/Struktur-Fokus gebildet, der das weitere therapeutische Vorgehen steuert. Der Konfliktfokus begründet Interventionen, die auf ein Bewusstwerden der unbewussten Konfliktthematik abzielen. Beim Strukturfokus werden den Eltern Hilfs-Ich-Funktionen zur Verfügung gestellt, die eine realistische Wahrnehmung des Säuglings ermöglichen sowie die Regulation von eigenen Impulsen, Affekten, Selbstbewertungen und Beziehungswünschen.

Die fSKEPT wurde im Rahmen einer randomisiert-kontrollierten Studie im Vergleich zur pädiatrischen Regelbehandlung anhand von 154 Müttern mit ihren 4 bis 15 Monate alten Kindern untersucht, die als Einschlusskriterium eine Regulationsstörung aufweisen mussten. Psychisch kranke Mütter wurden nicht in die Studie aufgenommen. FSKEPT erwies sich als wirksamer in der Reduktion der kindlichen Symptomatik sowie des mütterlichen Stresses und der mütterlichen Depressivität. Positive Effekte gab es darüber hinaus auf die mütterliche Selbstwirksamkeit und Mentalisierung (Georg et al., 2020).

6.3 Prävention von ADHS

Die Ursachen und Entstehung von ADHS sind multifaktoriell und beinhalten eine Vielzahl biopsychosozialer Aspekte. Vor dem Hintergrund einer psychodynamischen Perspektive weist ADHS konfliktdynamische Aspekte auf wie etwa Vermeidung unerträglicher, intolerabler Gefühle im Sinne einer Schutzfunktion und von Abwehr. Aggressives Verhalten kann in diesem Zuge beispielsweise als eine Abwehr von Angst verstanden werden. Gleichzeitig können Störungen der Ich-Entwicklung bestehen, die neben allgemeinen Entwicklungsdefiziten mit einer eingeschränkten Mentalisierungsfähigkeit, Impulskontrolle und Distress-Toleranz einhergehen. ADHS betroffene Kinder sind häufig nur schwer in der Lage, bei sich und anderen Gefühle – insbesondere Wut und Traurigkeit – wahrzunehmen, zu erkennen und zu differenzieren (gemessen an der Detektion unterschiedlicher emotionaler Gesichtsausdrücke). Bindungstheoretisch kann davon ausgegangen werden, dass ein betroffenes Kind mit seinem Verhalten auf eine unsichere Bindung reagiert und so dysfunktional Nähe herzustellen versucht. Das auffällige überschießende Verhalten spricht dafür, dass der Modus Sprache nicht gut genutzt werden kann und darüber hinaus emotional nicht Erträgliches so motorisch ausagiert wird (»motorische Abfuhr«).

Prägende frühe Beziehungserfahrungen und beobachtbare frühe Eltern-Kind-Interaktionen sind von besonderer Bedeutung und darüber hinaus prädiktiv für die spätere Entwicklung von ADHS. Aus Sicht der psychodynamischen Prävention werden vor allem folgende Risikofaktoren diskutiert: problematische Geburten, chronischer Stress im frühen Kindesalter, mangelnde Unterstützung, überstimulierendes Verhalten, mangelndes spiegelndes Verhalten der Bezugspersonen sowie Beziehungskonflikte und feindselige Kommunikation der Eltern und innerhalb der Familie oder gar gänzlich fehlende Beziehung zum Vater (Leuzinger-Bohleber, 2007). Im Verlauf besteht ein erhöhtes Risiko, dass die Bezugspersonen mehrheitlich mit abweisendem und unterbrechendem Verhalten reagieren, das Kind wird weder gelobt noch kann es sich ohne Verhaltensreglementierungen autonom und selbstgesteuert entfalten.

Psychodynamische Interventionen zielen hier darauf ab, wichtige Entwicklungsschritte durch eine haltgebende und sichere Beziehungserfahrung mit dem geschulten Fachpersonal nachzuholen – also nicht der Eltern oder Bezugspersonen selbst. Es wird explizit darauf hingearbeitet, dass das Kind körperliche Zustände, Gefühle, Kognitionen und äußere Ereignisse sowie mit Sprache zu verknüpfen lernt. Die Symbolisierungs- wie auch die Mentalisierungsfähigkeit sollen also insgesamt gefördert werden. Gleichzeitig hat die Gestaltung der Rahmenbedingungen ein hohes Gewicht, d. h. durch Verlässlichkeit und Regelmäßigkeit Sicherheit und Orientierung zu vermitteln, was ja den üblichen insbesondere psychodynamischen Verfahren entspricht.

Das Sigmund-Freud-Institut in Frankfurt hat unter der Leitung von Frau Prof. Leuzinger-Bohleber die sogenannte Frankfurter Präventionsstudie (FPS) in Zusammenarbeit mit dem Institut für psychoanalytische

Behandlungen von Kindern und Jugendlichen in Frankfurt durchgeführt. Mittels eines repräsentativen, cluster-randomisierten Studiendesign wurden rund 1000 Kindern in der Interventions- und Kontrollgruppe miteinander vergleichend untersucht und die Wirkungen wurden dann mit Blick auf die Entwicklung von Verhaltensauffälligkeiten im ersten Schuljahr beleuchtet. Ziel war es, mithilfe des Präventionsprogramms zu einer signifikanten Reduktion von aggressiven Konflikten, als eines der möglichen ADHS-Probleme im sozialen Kontext, im Vergleich zur Kontrollgruppe beizutragen. Die Intervention, die sich über einen Zeitraum von zwei Jahren erstreckte, bestand in dieser Studie aus folgenden Elementen: Stärkung der erzieherischen Kompetenz des Kindergartenpersonals, u. a. auffällige und problematischverhaltende Kinder zu verstehen und mit ihnen umgehen zu lernen (z. B. bei Affektregulationsschwierigkeiten der Kinder); regelmäßige psychoanalytische Supervision mit den Kindergartenteams; Bildungsangebote für die Kinder einschließlich des Gewaltpräventionsprogramms FAUSTLOS (NO FISTS, eine Modifikation des US-Programms SECOND STEPS; Cierpka & Schick, 2006); psychoanalytisch-therapeutische Familiensitzungen bei Vorliegen von Symptomen (ohne Diagnose wie z. B. auffällig aggressives Verhalten); Bildungsangebote für die Eltern; sowie die Zusammenarbeit mit dem übergeordneten Helfer- und Bezugssystemen bestehend aus Ärzten, Einrichtungen der Gesundheit, Schulen etc. Die Ergebnisse deuteten darauf hin, dass sich das Aggressions- wie auch das Angstniveau im Vergleich zur Kontrollgruppe signifikant reduzierte und zumindest bei den Mädchen auch Symptome von Hyperaktivität abnahmen (siehe Leuzinger-Bohleber et al., 2007, 2010). Es konnte außerdem nachgewiesen werden, dass die psychoanalytische Herangehensweise ebenso wirksam ist, wie die verhaltenstherapeutische in Kombination mit Medikation (Leuzinger-Bohleber et al., 2011).

Die aktuelle Befundlage lässt den Schluss zu, dass neben den neurobiologischen Aspekten auch vor allem Strukturaspekte insbesondere die Affektregulation betreffend bedeutsam sind und – wenn sie adressiert werden – hier entsprechend erfolgreich intervenierend eingegriffen werden kann.

Tab. 6.3: Übersicht zur Prävention von ADHS

Frankfurter Präventionsstudie FPS	
Leuzinger-Bohleber, M.; Brandl, Y.; Hüther, G. (Eds.) (2006): *ADHS-Frühprävention statt Medikalisierung. Theorie, Forschung, Kontroversen.* (Schriften des Sigmund-Freud-Instituts; Reihe 2: Psychoanalyse im interdisziplinären Dialog, Band 4). Vandenhoeck & Ruprecht; Leuzinger-Bohleber, M.; Canestri, J.; Target, M. (Eds.) (2010): *Early development and its disturbances: Clinical, conceptual and empirical research on ADHD and other psychopathologies and its epistemological reflections.* Karnac Books	
Adressat*innen	Kindergartenkinder, insbesondere mit bereits auftretenden Auffälligkeiten oder dysfunktionalen Eltern-Kind-Interaktionen
Ziel	Positive Beziehungserfahrungen ermöglichen; Stärkung einer angemessenen Affektregulation, welche häufig zu aggressiven Zusammenstößen mit anderen Kindern sowie zu Lern- und Aufmerksamkeitsschwierigkeiten im Schulalter führen kann
Theorie	Basierend auf Komponenten, welche die Mentalisierung und Impulskontrolle fördern durch beispielsweise strukturelle »Nachreifung« i. S. von Affektwahrnehmung, -differenzierung, -toleranz etc.
Umfang	Im Kontext der Studie, zwei Jahre mit verschiedenen Interventionselementen
Wirksamkeit	Eine deutschsprachige repräsentative RCT-Studie mit hypothesenbestätigenden Ergebnissen
Wie finde ich es?	www.sigmund-freud-institut.de/index.php/mitarbeiter-innen/dr-phil-judith-lebiger-vogel/frankfurter-praeventionsstudie/ www.vr-elibrary.de/doi/10.13109/9783666451782.238

6.4 Prävention von Psychosen

Präventive Maßnahmen bei Psychosen zielen auf die Minimierung der Wahrscheinlichkeit ab, an einer Psychose zu erkranken, Früherkennungsmaßnahmen zu nutzen, um bei Risikogruppen frühzeitig den größtmöglichen Schaden abzuwenden und psychosoziale dysfunktionale Begleiterscheinungen abzupuffern (Hartwich & Grube, 2015). Präventive Maßnahmen beziehen sich hier vor allem auf psychosoziale/psychotherapeutische, weniger auf psychopharmakotherapeutische Interventionen.

Bei der psychodynamisch-fundierten Prävention von Psychosen spielt die Früherkennung eine besondere Rolle. Die Identifikation von (Hoch-)Risikogruppen im Sinne indizierter Maßnahmen sind hier eine besondere Herausforderung. Wenn dies jedoch gelingt, dann können weitreichende Schäden für die Betroffenen und das soziale Umfeld verhindert werden. Das, was früher die Forschung rund um die Prodromalphase ausmachte, ist der Erforschung von »psychosis high-risk state« (HRS) – also eines identifizierbaren frühen oder späten Risikostadiums – gewichen. Eine wichtige Risikogruppe sind Mütter, die in Folge der Geburt eine postpartale Psychose entwickelt haben. Dies allein deshalb, da die genetische Vorbelastung plus die Transmissionsgefahr aufgrund der belasteten und dysfunktionalen Beziehungsgestaltung insbesondere in der Co-Regulation des Säuglings und Heranwachsenden – teils mit Auswüchsen in Richtung Traumata – nachgewiesener Weise das Risiko für die Entstehung einer Psychose deutlich erhöht. Gleiches gilt auch für eine hohe familienanamnestische Psychosebelastung insgesamt (Anzahl der belasteten Personen in einer Familie über mehrere Generationen hinweg plus die Schwere der Symptomatik und des Verlaufs). Neben diesen relativ eindeutigen Risikogruppen richten sich die Bestrebungen der Früherkennung von Symptomen einer attenuierten, also prodromalen Psychose auf eine Art Vorläufer psychotischer Syndrome – u. a. gehören dazu bereits vereinzelte psychotische Symptome (Positivsymptomatik etc.). Bestätigt hat sich hier vor allem der prädiktive Gehalt von vor allem kognitiv-perzeptiven Basisstörungen wie etwa Gedankeninterferenzen, Gedankendrängen, Derealisation oder akustische Wahrnehmungsstörungen u. a. An dieser Stelle wird versucht, den Nebenwirkungen und negativen Folgeerscheinungen wie Stigmatisierung oder denen infolge der frühen Gabe von Neuroleptika Einhalt zu gebieten. Dies vor allem auch deshalb, da die Rate der »falsch Positiven« in einem frühen Stadium mit 50% relativ hoch ist: Nur rund die Hälfte identifizierter Hochrisikogruppen entwickeln im Verlauf überhaupt das Vollbild einer Psychose. Liegen jedoch gesicherte Hinweise für Prodromalsymptome vor, solche die dann recht nah an dem Vollbild sind (vgl. auch »ultra high risk«- (*UHR-*)Personen), so steigt die Rate auf 70%, die dann schließlich mit dem Vollbild konfrontiert sind – was sich meist über einen Zeitraum von 5–6 Jahren entwickelt bzw. die Wahrscheinlichkeit mit jedem verstreichenden Jahr sogar zunimmt (Klosterkotter et al., 2013). Dem gegenüber zu stellen sind ca. 15% der Betroffenen, die einen akuten Beginn mit einem Zeitfenster der Entwicklung bzw. des Ausbruchs von wenigen Wochen aufweisen.

Aus retrospektiven Befragungen von Betroffenen geht hervor, dass bei einem Großteil der Betroffenen Insuffizienzgefühle, Angst vor Leistungsversagen sowie kognitive und aufmerksamkeitsbezogene Störungen lange vor Erstausbruch gehäuft auftraten. Außerdem berichteten eine Vielzahl der Betroffenen von Selbstmedizierungsversuchen mit Drogen (Cannabis, Alkohol, Koffein). An dieser Stelle können Psychosen psychodynamisch verstanden werden als die Defragmentierung der psychischen Struktur mit einem verstärkten Fliehen in eine Größenphantasie, die darüber kompensatorisch – wenn auch dysfunktional da desintegrierend – zunächst stabilisierend wirkt. Der evtl. zusätzliche Drogenkonsum verhindert die leidvolle Wahrnehmung von Gefühlsleere oder wirkt auch hier dynamisierend und strukturgebend – schlägt dann jedoch im weiteren Verlauf schädigend um. Eine kleinere Gruppe der Betroffenen berichtete vom Verlust des Ich-Gefühls (Depersonalisation, Derealisation), welches durch den Versuch, sich zu spüren im Zusammensein mit anderen oder durch exzessiven Sport gegenzusteuern versucht wurde. Alle diese Erfahrungen als Vorzeichen zu verstehen, liefert wichtige Hinweise für die Präventionsarbeit.

In der psychodynamisch-orientierten präventiven Arbeit stehen die Strukturstärkung und Förderung von Persönlichkeitsreifung im Vordergrund (vgl. Ausführungen in Juckel et al., 2005). Liegt keine akute Psychosesymptomatik vor und ist es dem Betroffenen möglich zu symbolisieren, so werden zwar Techniken des Deutens oder auch die Bearbeitung des aktuellen Beziehungsgeschehens als hilfreiche Strategien diskutiert, wobei allgemein und eher ein supportives Vorgehen im Vordergrund steht.

Da es bei Psychosen häufig um ein mangelhaftes Vermögen geht, mit Stressoren und emotionalen Überforderungssituationen umzugehen, ist dies durch Gruppenangebote besonders gut zu adressieren im Sinne von Sozial- und Belastungstrainings. Der allgemeine Wirkfaktor von Gruppen – die Kohäsion – ist auch hier besonders hilfreich, die dann korrigierend wirken kann, wenn die Projektion der inneren Fragmentierung auf die Gruppe durch die strukturierende und schutzgebende Moderation bearbeitet werden kann. Hier kommt der Herausarbeitung von Gemeinsamkeiten gegenüber Abgrenzungen und Unterschieden unter den Teilnehmer*innen besondere Bedeutung zu.

Da es im Bereich der psychodynamisch-orientierten Prävention kaum spezifisch manualisierte, standardisierte oder erprobte Programme gibt, wird hier zunächst exemplarisch auf die Idee von »early intervention teams« als Familien-aufsuchend, psychodynamisch-orientiert und *community-based* aus England eingegangen (Martindale, 2007). Diese zielen auf 14–35-Jährige mit Erstausbruch einer Psychose ab, die so früh wie möglich über einen Zeitraum von bis zu drei Jahren u. a. durch Pflegekoordinator*innen begleitet werden sollen.

Das Vulnerabilitäts-Stress-Modell bildet die Grundlage für die damit verbundenen Maßnahmen. Diese zielen als frühe (niederschwellige) Dienste darauf ab, sowohl die individuellen Vulnerabilitäts-Stress-Assoziationen – und zwar insbesondere unter Berücksichtigung von psychodynamisch aufgearbeiteten biographischen Elementen – aufzudecken als auch maßgeblich zur psychosozialen Erholung beizutragen sowie zukünftige, erneute psychotische Phasen zu verhindern. In diesem Sinne werden individuelle Rückfallpräventionspläne zusammen mit dem/der Betroffenen, mit Familienangehörigen und Freund*innen ausgearbeitet. Mithilfe des Aufbaus wichtiger beruflicher und privater Beziehungen sowie durch die Förderung von Freizeitaktivitäten und der Inanspruchnahme von Bildungsangeboten soll außerdem der Tendenz des sozialen Rückzugs entgegengewirkt sowie soziale Ressourcen geschaffen werden.

Antipsychotische Medikation werden nur mit der geringsten möglichen Dosierung begleitend eingesetzt, in dem Maße, dass keine Nebenwirkungen auftreten.

Die Wahn- und Halluzinationsinhalte werden im Hinblick auf ihren projektiven Charakter ebenso beleuchtet wie die chaotischen Gefühle, die in Verbindung stehen mit biographischen Aspekten und psychischen »Überlebensstrategien«. Die Psychose wird verstanden als eine dysfunktionale Vermeidung der Auseinandersetzung mit besonders schwierigen und schmerzhaften Affektdynamiken (u. a. tiefsitzende Schamgefühle etc.). Die psychodynamische Arbeit findet flexibel im stationären Setting, später dann auch im häuslichen Umfeld unter Einbezug der Familie statt. Der vertrauensvolle und tragfähige Beziehungsaufbau, die haltende und strukturierende Vorgehensweise beim Benennen und Symbolisieren chaotischer Affektdynamiken sind hierbei essentiell – ebenso wie das Aufdecken von transgenerationalen Aspekten – also von Familien-Vulnerabilitäten. Der familiäre Einbezug führt außerdem dazu, eine Entlastung der Beteiligten durch Thematisierung von Schuldfragen herzustellen und dysfunktionale kommunikative Interaktionsverläufe zu durchbrechen (siehe beispielweise »expressed-emotions« als ein interpersonaler Risikofaktor: es besteht ein nachweislicher Zusammenhang zwischen emotionalem Klima im sozialen privaten Kontext wie der Familie und dem Risiko, eine Psychopathologie und entsprechend ein Rezidiv zu entwickeln; im Vordergrund stehen kritische Kommentare, emotionales Überengagement, Feindseligkeit, emotionale Wärme sowie positive Bemerkungen gemessen über die Häufigkeit des jeweils gezeigten Kommunikationsverhaltens; vgl. z. B. Cherry et al., 2017). Dialogisierende abwertende Stimmen werden beispielsweise vom Betroffenen antizipatorisch destruktiv auf andere gerichtet – die Familienmitglieder fühlen sich mit wiederholten Versuchen, auf diesen zu zugehen und zu unterstützen, immer wieder unnütz und hilflos.

Speziell für Personen im PHR- oder UHR-Stadium können als indizierte Präventionsmaßnahme mentalisierungsbasierte Ansätze in Betracht gezogen werden. Mentalisierung berücksichtigt – anders als ähnliche Konstrukte wie etwa Metakognition – einerseits Entwicklungsstufen metakognitiver Fähigkeiten, andererseits bezieht es körperliche Erfahrungen direkt mit ein (»embodied mentalizing«) und verdeutlicht den

Zusammenhang zwischen physiologischen (körperlichen) und psychischen Aspekten. Im Zusammenhang mit der Genese einer Psychose werden Einschränkungen in der Mentalisierungsfähigkeit nicht als ursächliche Faktoren verstanden, sondern eher als Aspekte der Resilienz. Diese Annahme steht im Zusammenhang mit Befunden zu *Higher Order Cognition (HOC)* – zu welchen Mentalisierungsprozesse gezählt werden: Die Stärkung der Fähigkeit von HOC geht damit einher, dass das Denken quasi flexibilisiert wird – weg von perservativen, starren oder wahnhaften Mustern der Realitätsprüfung.

Mentalisierung bewegt sich entlang von vier Polaritäten: (1) automatisch/kontrolliert, (2) kognitiv/affektiv, (3) intern/extern und 4) selbst/andere. Die Präzision einer mentalisierungsbasierten Schlussfolgerung hängt von einer gewissen Balance dieser Polaritäten ab (Luyten & Fonagy, 2015). Bei verzerrten oder eingeschränkten mentalisierungsbasierten Schlussfolgerungen, die bei verschiedenen Psychopathologien auftreten, besteht ein gewisses Ungleichgewicht – etwa wenn psychotische, hyperreflexive Patienten verstärkt intern-kognitiv mentalisieren und extern-affektive Aspekte vollständig abgespalten sind. Es gibt Befunde, die darauf hinweisen, dass Einschränkungen in den HOCs bei Risikopersonen vor Ausbruch des Vollbilds einer Psychose bestehen (siehe z. B. Clemmensen et al., 2015). Die Integration dieser verschiedenen Polaritäten – insbesondere die für die Entwicklung von Psychose relevanten Interpretationen von Verhaltensweisen von selbst und anderen sowie kognitiv-dimensionale Aspekte – steht in engem Zusammenhang mit frühen prägenden Beziehungserfahrungen. Wenn sozialer Stress in wichtigen (frühen) sozialen Interaktionen mit Bezugspersonen assoziiert mit pyhsiologischen Arousal-Zuständen erfahren wird, kann die Integration untergraben werden (vgl. Brent & Fonagy, 2014). Da Psychosen in der Regel in der Adoleszenz bzw. im frühen Erwachsenenalter ihren Ausgang nehmen und dieser Lebensabschnitt von erheblichen stressbedingten Erfahrungen des sozial-kognitiven Bereichs geprägt ist, wird davon ausgegangen, dass die Stärkung der Mentalisierungsfähigkeit dabei unterstützen kann, mit diesen speziellen entwicklungsbedingten Herausforderungen umgehen zu lernen. Ziel ist es in diesem Kontext daher, die Mentalisierungsfähigkeit mit Blick vor allem auf die sozio-kognitiven Dimensionen durch individuelle und familienbasierte Interventionen zu stärken und die verschiedenen Polaritäten der Mentalisierung auszubalancieren.

In der klinischen Arbeit wird hierbei vor allem auf die Moment-zu-Moment-Erfahrung von Mentalisierungsprozessen geschaut, die der/die Patient*in in der Therapeut*in-Patient*in-Interaktion macht und zwar als Quelle eines damit einhergehenden sozial-affektiven Lernens. Es werden außerdem die therapeutische Haltung, die Affekte sowie Mentalisierungsprozesse in der therapeutischen Situation genutzt. Neben regelmäßigen, wöchentlichen therapeutischen psychodynamischen Einzelsitzungen finden monatliche Familiensitzungen statt. Zu Beginn erfolgt eine Informationsvermittlung zu MBT im Sinne eine Psychoedukation. Die Therapie wird dann mentalisierungsbasiert fortgeführt. Beispielsweise wird, wenn die Patientin glaubt, ein Desintresse von Seiten der Therapeutin wahrgenommen zu haben, dieser Vermutung genau nachgegangen, um so ein korrigierendes Verstehen innerer mental-psychischer Vorgänge der Therapeutin zu ermöglichen (vgl. für Ausführungen des therapeutischen Vorgehens in Debane et al., 2016).

Die allgemeine Wirksamkeit von Präventionsprogrammen bei Psychosen im Frühstadium – im Sinne einer indizierten Prävention insbesondere bei Hochrisikopersonen – ist bisher mit einer Reihe an Studien der letzten zwei Jahrzehnte gut belegt (Meisenzahl et al., 2020). Formale Wirksamkeitsstudien in Feld- oder randomisiert kontrollierten Studien speziell zu psychodynamischen Ansätzen liegen bisher jedoch nicht vor. Zusammenfassend liegt der Hauptfokus auf der Detektion und dem Screening von Frühwarnzeichen, die Erreichbarkeit und Erhöhung der Inanspruchnahme von frühen Unterstützungsangeboten bei Betroffenen und ihren Familien durch Etablierung von flächendeckenden Frühbehandlungszentren. Die Mehrzahl der Studien beziehen sich häufig auf einen integrativen Interventionsansatz (wobei beispielweise die DGPPN kognitiv-behaviorale Ansätze in Kombination mit Psychopharmaka empfiehlt). Hierbei werden sowohl psychoedukative mit Einzel-, Familien- und Gruppenangeboten kombiniert als auch eine niedrig-dosierte Psychopharmakabehandlung eingesetzt. Wie aus dem dargestellten Abschnitt hervorgeht, liefern psychodynamische Ansätze hier einen wichtigen Brückenschlag: nicht nur, dass hier sowohl kombiniert Einzel- und Gruppenangebote eingesetzt werden, sondern auch aufsuchende Familienarbeit unter Rückgriff auf wichtige biografische Beziehungen wie auch mentalisierungsfördernde Elemente besonders Eingang finden und die Einschränkungen höherer kognitiver Defizite und Vulnerabilitäten besonders zu adressieren vermögen.

Tab. 6.4: Übersicht zu einem mentalisierungsbasierten Vorgehen bei Risiken für Psychose

Mentalisierungsbasiertes Vorgehen als indizierte Präventionsmaßnahme bei HRS- bzw. UHR-Patient*innen	
Debbané, M., Benmiloud, J., Salaminios, G., Solida-Tozzi, A., Armando, M., Fonagy, P. & Bateman, A. (2016). Mentalization-Based Treatment in Clinical High-Risk for Psychosis: A Rationale and Clinical Illustration. *Journal of Contemporary Psychotherapy, 46(4)*, 217–225.	
Adressat*innen	Junge Erwachsene/Jugendliche mit hohem Risiko, an einer Psychose zu erkranken; ca. 1–4 Jahre vor Ausbruch einer psychotischen Störung (Frühphase)
Ziel	Positive Beeinflussung des Entwicklungsverlaufs durch balancierte Integration verschiedener Aspekte der Mentalisierung, um Langzeitmorbidität zu reduzieren und die Prognose zu verbessern
Theorie	Konzept der Mentalisierung im Sinne Higher Order Cognition (HOC); transtheoretischer Entwicklungsrahmen im Hinblick auf Hochrisiko-Aspekte bei Psychosen
Umfang	Eingebettet in eine übliche MBT mit wöchentlichen Einzelsitzungen und monatlichen Familiensitzungen
Wirksamkeit	Es liegen bisher keine quantitativen Daten vor, vor allem Fallvignetten.
Wie finde ich es?	https://mbt-tbm.org/team/martin-debban%C3%A9-phd

6.5 Suizidprävention

Um Suizidalität allgemein vorzubeugen, werden universell und selektiv folgende Maßnahmen empfohlen, die immer noch innerhalb unserer Gesellschaft wenig Einzug gefunden haben (Briggs & Stephen, 2010):

Öffentlichkeitsarbeit ist eine allgemeine Strategie, die dabei helfen kann, die Wahrnehmung und einen adäquaten Umgang mit präsuizidalen Gedanken und Verhaltensweisen und Interaktionen zu schärfen. Die Enttabuisierung, über Selbstmordgefühle und -gedanken zu sprechen, ist ein wichtiger Aspekt, um so u. a. der irrtümlichen Überzeugung, man könne sich etwa von suizidalen Gefühlen anstecken oder durch das Sprechen erst auf suizidale Gedanken kommen, etwas entgegenzuhalten. Frühe Präventionsmaßnahmen können also daher daraufsetzen, in Schulen das Thema Suizid explizit aufzugreifen, und gegen eine kollektive Vermeidung und die gesellschaftliche Stigmatisierung entgegenzuwirken. Wichtiger Bestandteil ist dabei die »Angst vor Ansteckung« zu thematisieren.

Ein anderer Fokus liegt auf Bestrebungen, den Zugang zu Mitteln und Wegen zur Umsetzung des Suizids einzuschränken, wie etwa Medikamente in Dosen zu verschreiben bzw. Verpackungsgrößen so zu wählen, dass diese bei vollumfänglicher Einnahme nicht zum Tod führen können. Diese Strategien zeigen bisher gute Erfolge, jedoch ist nicht von der Hand zu weisen, dass nationale Suizidraten mit allgemeinen gesellschaftlichen und ökonomischen Prozessen korrelieren. So gibt es Evidenz dafür, dass Suizidraten in Abhängigkeit von gesellschaftlicher Repression und wirtschaftlicher Rezession steigen, und infolge von Kriegen oder friedlicher Zeiten sinken (Biddle et al., 2008).

Ein wichtiger Tatbestand ist, dass rund ein Drittel suizidaler Personen keine institutionelle psychosoziale Hilfe in den zwölf Monaten vor Ausführung einer suizidalen Handlung aufgesucht haben. Allerdings haben laut einer Studie rund 50% einen Monat vor dem Suizid/Suizidversuch Kontakt zu ihrem Hausarzt aufgenommen, allerdings in der Regel nicht wegen suizidaler Gedanken (vgl. z. B. Luoma et al., 2002). In diesem Sinne zielen viele nationale Antisuizidstrategien darauf ab, psychosoziale Einrichtungen allgemeiner, inklusiver, gemeinschaftsorientierter und responsiver zu gestalten, um so vulnerable Personen anzusprechen, die sonst keine üblichen Versorgungsstrukturen aufsuchen würden. Hinzu kommt die Sensibilisierung von Fachkräften in primären Versorgungsstrukturen wie Hausärzte.

Von besonderer Bedeutung ist es, Vorläufer und damit wichtige Risikofaktoren bzw. Hochrisikogruppen zu identifizieren. Hierzu gehören junge Männer oder ältere Menschen, das Vorliegen einer Depression bzw. Mitglieder bestimmter Berufsgruppen wie Landwirte, Ärzte, Polizisten. Weiter gibt es etwa einen Zusammenhang zwischen Selbstverletzung, erhöhtem Risiko für Wiederholungen und vollendeten Suiziden. Es zeigt sich, dass insbesondere die Zeit unmittelbar nach der Selbstverletzung eine besonders wichtige Zeit ist, die präventiv genutzt werden kann.

Einige Zahlen weisen außerdem auf die Bedeutung der Zeit nach der Entlassung aus stationären Settings hin – da hier Patient*innen häufiger belasteter bzw. psychisch instabiler sind, als man aufgrund der Entlassungsindikation meinen sollte (Schechter et al., 2016): bis zu 80% der Suizide bzw. Suizidversuche treten innerhalb der unmittelbaren Zeit nach bis zu sechs Monaten nach Entlassung auf (King et al., 2001a; King et al., 2001b; Qin & Nordentoft, 2005; Meehan et al., 2006).

Risikofaktoren sind neben vorhergehenden Suizidversuchen, Depression, Hoffnungslosigkeit und Impulsivität (Bergmans et al., 2012). Der Verlust der haltgebenden äußeren Struktur und der (emotionalen) Versorgung durch den stationären Aufenthalt sind wichtige akute auslösende Rahmenbedingungen. Dazu kommt eine erhöhte Wahrscheinlichkeit der Nicht-Adhärenz insbesondere gegenüber einer medikamentösen Therapie, was zusätzlich noch durch die Nichtinanspruchnahme von Nachsorgeterminen verstärkt wird (Boyer et al., 2000; Qurashi et al., 2006). Interessanterweise berichtet ein beträchtlich hoher Anteil an Patient*innen, die infolge der Entlassung einen Suizidversuch unternehmen, keine Suizidgedanken in der letzten Sitzung vor Entlassung zu haben. Dies mag zumindest in manchen Fällen teils an der Art oder dem Stil der diagnostischen Abfrage liegen, die mehr oder weniger dazu einladen kann, Suizidgedanken zu leugnen (Aspekte der Übertragung-Gegenübertragung).

Entscheidender (psychodynamischer) Ansatz ist, das subjektive affektiv-kognitive Erleben vor, während und nach der Entlassung genauer zu analysieren: Die emotional-kognitive Verfassung bei Aufnahme in ein stationäres Setting ist zusammenfassend durch starke Verzweiflung und dem damit einhergehenden Wunsch, unaushaltbaren Gefühlen entfliehen zu wollen, geprägt. Die gefühlte ohnmächtig machende Angst führt zu dem Bedürfnis nach schneller Auflösung und Erleichterung. Auf kognitiver Ebene findet eine extreme Einengung statt – im Sinne von Rigidität aber auch bezogen auf unmittelbare Ziele ohne erweiterte Einordnungsmöglichkeit – die es nicht mehr erlaubt, auf hilfreiche Bewältigungsmechanismen zurückgreifen zu können.

Ein wichtiges Konzept zu Risikofaktoren für einen Suizidversuch nach Entlassung ist die »aloneness« (vielleicht am ehesten mit Verlassenheitsgefühl zu übersetzen), die sich insofern von »loneliness« (Einsamkeit) unterscheidet, als im ersteren Fall keine zeitliche Kontingenz und zeitliche Begrenzung erlebt wird, im letzteren Fall schon. Beispielweise kann man sich bei Einsamkeit (loneliness) zwar allein aber dennoch mit anderen verbunden fühlen, während ein Nähe-Gefühl im Fall von »aloneness« nicht gespürt oder hergestellt werden kann. Auch das Gefühl, ungewollt von allen verlassen (worden) zu sein, spielt hier eine wichtige Rolle.

Selbst wenn das stationäre Setting mit Versorgung und Fürsorge die akuten Suizidgedanken und -bestrebungen etc. eindämmt oder gar vollständig beseitigt, so kann das Risiko dafür weiterhin hoch bleiben. Die Eindämmung muss daher eher erstmal als vorrübergehend verstanden werden.

Die Entlassung geht mit Entzug der Versorgung und Fürsorge einher bei gleichzeitiger Konfrontation mit ähnlichen Belastungssituationen und gleicher Anfälligkeit wie vor Aufnahme. Die unvorbereitete emotionale Rückfallsituation führt häufig zu Desillusionierung und intensiven Versagens-, Schuld- und Schamgefühlen, da anders als erhofft die erwartete Aufrechterhaltung der Erfolge der stationären Versorgung ausbleibt. Außerdem finden sich Betroffene häufig in der Konfrontation mit ihrem sozialen Umfeld wieder, bei der vieles Unausgesprochenes z. B. bezogen auf Schuld und Scham, aber auch Unsicherheiten und Beziehungsbrüche nach Thematisierung drängen (Cutcliffe et al., 2012).

Aus diesen Erfahrungen und qualitativen Forschungsdaten geht hervor, auf die Unterscheidungsfähigkeit des klinisch versorgenden Personals hin zu arbeiten, wann und ob für den Betroffenen/die Betroffene eine eher vorrübergehende oder eher eine stabile Entlastung durch die stationäre Versorgung erreicht werden konnte. Auf dieser Basis sollte der Patient/die Patientin dabei unterstützt werden, selbst diese Unterscheidung vornehmen zu können (klärend-aufdeckend). Zusätzlich geht es darum, mit dem Patienten gemeinsam zu erarbeiten, was realistischerweise nach Entlassung zu erwarten ist und wie er/sie mit den verschiedenen Situationen auch im sozialen Kontext umgehen könnte (Antizipation; Frustrations- und Distress- bzw. Affekttoleranz). Hinzu kommt ein angemessener und durchführbarer Krisenplan. Ein kontinuierlicher Nachsorgekontakt in der ersten Zeit nach Entlassung in Kombination mit einer Unterstützung der Compliance-Förderung gehören ebenso dazu, wie konkrete Terminvereinbarungen und Erinnerungsdienste für die Nachsorge (aufsuchend) und Austausch zwischen stationärer und ambulanter Versorgungsfachkräfte.

Maßnahmen zur indizierten Prävention von Suizidalität bzw. suizidalen Handlungen zielen darauf ab, die schwerwiegenden Folgen von Suiziden bzw. Suizidversuchen zu senken, das Risiko für Wiederholungen suizidaler Handlungen zu minimieren und zu einer gesellschaftlichen Reintegration betroffener Personen beizutragen. An dieser Stelle kann ein psychodynamisches Verständnis von Suizidalität einen geeigneten Brückenschlag ermöglichen zwischen der Identifizierung von Risikofaktoren und wie diese schließlich effektiv zur Vorbeugung genutzt werden können. Ein psychodynamisches Verständnis von Suizidalität bei Individuen und den intra- und interpsychischen Aspekten kann eine sinnvolle Risikobewertungen mit Praxisbezug ermöglichen.

Nach Freud (1923a) solle Suizid verstanden werden als Reaktion auf einen Verlust von einem ambivalent, mit Liebe oder Hass besetzen Objekt, mit dem sich der Betreffende identifiziert hatte. Im Vordergrund stehen emotionale Aspekte eingebettet in einen relationalen Kontext. Suizidale Handlungen erfüllen bewusst oder unbewusst eine Funktion und sind immer in einen sozialen, dyadischen Kontext eingebunden. Das »Modell der dyadischen Bezogenheit des Suizids« hat seinen Ursprung in Freuds Abhandlung »Das Ich und das Es« (1923b), in welcher er über den Konflikt zwischen Ich und Über-Ich in bestimmten pathologischen Zuständen, vor allem der Melancholie, schreibt. Aus der Perspektive der Objektbeziehungspsychologie geht es bei dem dyadischen Konflikt um unterschiedliche Aspekte des anderen. Es ist daher zentral zu identifizieren, wer Subjekt und wer Objekt ist – wer tötet wen (Bell, 2008)? Die suizidale Dynamik ist charakterisiert von Verschmelzungs-, Wiedervereinigungs-, oder Wiedergeburtsideen. Auch sind Bestrafungs-, Rache- oder Eliminierungsphantasien mögliche Antreiber (Campbell, 2008; Hale, 2008). Es besteht ein grundsätzliches Dilemma, da anscheinend keine Lösung möglich ist – aufgrund von Verlassenheits- bzw. der Verschlingungsängsten kann weder Trennung noch intime Nähe angestrebt werden; die suizidale Handlung ist scheinbar der einzige gangbare Weg.

Dies geht einher mit einer massiven Beeinträchtigung der Realitätswahrnehmung und -prüfung. Suizidale Handlungen werden häufig in einem desintegrierten Zustand mit überlagernden überwältigenden Emotionen durchgeführt; die Auflösung des Selbst ist beängstigender als der physische Tod. Manche sprechen auch von einer desintegrierten, traumatischen Überwältigung (z. B. Maltsberger, 2004).

Aggressive Impulse spielen im Kontext Suizid eine wichtige Rolle, da sie auf eine Art Antreiber des suizidalen Ausagierens sind – ob in sadistischer Hinsicht oder ob in paradoxerweise existenzsicherndem Sinne. Da Betroffene reale Beziehungsdynamiken auf die Interaktion mit dem Therapeuten/der Therapeutin übertragen, übertragen sie auch gleichermaßen beispielsweise eine Rolle des Retters/der Retterin oder des Henkers/der Henkerin. Die Arbeit und Analyse mit Übertragungs- und Gegenübertragungsgeschehnissen ist zentral, die Diffusion von Verantwortung und Rollenzuschreibungen zu klären. Dieses Geschehen bewusst zu analysieren ist wichtig, um sich nicht unbewusst in die suizidale Verstrickung einzulassen und der eigenen Traumatisierung vorzubeugen. Gleichzeitig kann eine wert- und urteilsfreie Haltung dazu beitragen, Stigmatisierungen vorzubeugen und dem Betroffenen ermöglichen, sich emotional auf die therapeutische Aufarbeitung einzulassen.

Neben der Einschätzung der Risiken sollte es aus psychodynamischer Sicht vor allem darum gehen, die Auswirkungen von suizidalem Verhalten abzuschätzen und gleichzeitig die Bereitstellung von ausreichendem

Containment gegenüber überbordenden Ängsten und überwältigender Kontrollverlust zu ermöglichen. Das Dissoziative oder Konkretistische im suizidalen Agieren, welches traumatische Züge aufweist, führt zum Verlust der Symbolisierungsfähigkeit, die in der Fortfolge nach und nach wiedererlangt werden kann und zwar insbesondere durch Containment (bis die innere Struktur wieder Form angenommen hat) und der Bewusstwerdung der Verleugnungsstrategien gegenüber der Phantasie, dass durch einen Suizid leidvolle Zustände vollständig aufgehoben werden könnten (Strategie zur Eindämmung bei Wiederholungsimpulsen).

Ein Beispiel für einen integrativen psychodynamischen Ansatz im therapeutischen Kontext findet sich in den Arbeiten der Boston Suicide Study Group (Schechter et al., 2019). Dieser ist integrativ, da er eingebettet ist in ein psychodynamisches Grundverständnis und Vorgehen mit den Schwerpunkten auf der therapeutischen Allianz und Beziehung sowie auf unbewussten und impliziten Beziehungsprozessen, aber auch Ideen aus Dialektisch-behavioraler Therapie (DBT), Mentalisierungsbasierter Therapie (MBT), Kognitiv-behavioraler Therapie (KBT), und Entwicklungs- wie Sozialpsychologie in diesen psychodynamischen Rahmen einbezieht. Zehn Aspekte werden hier thematisiert bzw. abgedeckt, die nicht sequentiell abgearbeitet werden, sondern sich auch teils überlappen, dennoch einzeln aufgegriffen werden: 1. Annähern an den Patienten/die Patientin in der Krise; 2. Hoffnung geben; 3. Fokussieren auf das affektiv-emotionale Erleben; 4. Adressieren von bewussten und unbewussten Überzeugungen und Phantasien; 5. Steigern der Affekttoleranz; 6. Erweitern und/oder ändern narrativer Identitätsaspekte und der »Beziehungsskripte«; 7. Fördern des zum Vorscheinkommens von eigentlichen Fähigkeiten; 8. Verbessern des Gefühls von Kontinuität und Kohärenz; 9. Lenkung der Aufmerksamkeit auf die therapeutische Allianz; 10. Fokussieren auf die Gegenübertragung. Der/die Betroffene wird dadurch in dem Prozess von völliger Verzweiflung zu einer zufriedeneren interpersonalen Erfahrung mit anderen begleitet.

Bedauerlicherweise gibt es keine strukturierten Programme zur Prävention von Suizidalität; bisherige Versuche zeigten auch sehr geringe Wirksamkeitsnachweise, wobei dies hier insbesondere schwer nachzuweisen ist. Die Wirksamkeit von psychodynamischen (allerdings therapeutischen) Ansätzen bei suizidalem und selbstverletzendem Verhalten kann als belegt gelten, wenn auch wie üblich methodische Mängel eine weitere wissenschaftliche Überprüfung nötig machen: Aus einer kürzlich veröffentlichten Metaanalyse (Briggs et al., 2019) mit dem Einschluss von zwölf RCT-Studien geht hervor, dass psychodynamische Therapie maßgeblich zur Reduktion von suizidalem Verhalten beiträgt, auch kurzfristig (innerhalb der ersten sechs Monate nach Ende der Therapie) selbstverletzendes Verhalten minimiert, und insgesamt psychosoziales Wohlbefinden steigert.

Zusammenfassung

Die indizierten Programme adressieren zum einen die Transmission psychischer Erkrankungen von Eltern an ihre Kinder vermittelt über dysfunktionales Elternverhalten oder die Vererbung genetischer Vulnerabilitäten. Die hier beschriebenen psychodynamischen Ansätze in der indizierten Prävention sind deutlich therapeutischer ausgerichtet und befinden sich daher im Grenzbereich zwischen Prävention und Psychotherapie. Dies ist angesichts der Risikolage der Zielgruppe angemessen und entspringt der psychodynamischen Sicht auf Veränderungsmöglichkeiten mit den Betroffenen. Was alle hier beschriebenen Programme eint, ist ein relativ hoher Grad an Manualisierung und spezifisch für die jeweiligen Programme ausgebildete Therapeut*innen, was eine breite Dissemination erschwert. Das Leuchtturm-Elternprogramm zielt auf psychisch kranke Eltern, die potentiell ihre Kinder traumatisieren könnten und integriert verschiedene Methoden, um die elterliche Mentalisierung und Bindungsfähigkeit zu stärken. Hierbei wird davon ausgegangen, dass psychisch kranke und traumatisierte Eltern über feindselige Bindungsrepräsentationen verfügen, die besonders in Stresssituation die Beziehung zu den eigenen Kindern schwer belasten können bis hin zur Kindeswohlgefährdung. Über eine spezifische Psychoedukation werden den Eltern daher leicht erlernbare Metaphern über Bindung und Mentalisierung beigebracht, die ihnen auch in Stresssituationen helfen sollen. Die Haltung der Therapeut*innen als mentalisierendes Rollenvorbild ist dabei zentral, was auch für die mentalisierungsbasierte Psychosentherapie und Säuglings/ Kleinkind-Eltern-Psychotherapie (SKEPT) gilt. SKEPT besticht durch eine ultrakurze hocheffektive Intervention, die differentialdiagnostisch sowohl Eltern-Kind-Triaden behandeln kann, deren Regulationsstörungen eher konflikt- oder strukturfokussiert behandelt werden müssen bzw. mit einer Kombination aus beiden Ansätzen. Im Bereich der Psychosen-Prävention sind psychodynamische Ansätze aktuell aufgrund der mangelnden empirischen Fundierung nicht die Behandlungsempfehlungen erster Wahl. Die mentalisierungsbasierten Interventionen (Strukturfokus) bergen Potential, wobei hier vermutlich ein integratives Vorgehen eher indiziert ist, bei dem die Förderung von Mentalisierung einen Baustein darstellt. Suizid-Prävention ist ein bedeutsames Feld der Verminderung von Leid. Hier existieren bislang keine manualisierten oder strukturierten psychodynamischen Präventionsprogramme. Gleichwohl gibt es psychodynamische Empfehlungen mit kombiniertem Konflikt- und Strukturfokus zur therapeutischen Haltung und Vorgehensweisen besonders nach bereits erfolgtem Suizidversuch, die ein hohes Potential bergen und auch in andere Programme integriert werden könnten.

Fragen zum weiteren Nachdenken

- Wo ziehen Sie die Grenze zwischen indizierter Prävention und Psychotherapie?
- Sollten für die Beurteilung der Wirksamkeit indizierter Prävention ähnliche Evidenzgrade angestrebt werden wie für Psychotherapie?
- Wie ließe sich indizierte Prävention mit weniger spezialisierten Therapeut*innen umsetzen?

7 Prävention grenzverletzenden Verhaltens in helfenden Berufen bzw. im psychosozialen Kontext

Einführung

Prävention betrifft nicht nur die Lebensspanne unserer Patient*innen und Klient*innen, sondern auch die andere Seite – die Helfer*innen (Schleu, 2015). Die verschiedenen Berufsgruppen im psychosozialen Bereich – wie pädagogisches Personal, Sozialarbeiter*innen, Betreuer*innen in Freizeiteinrichtungen und in Internaten, medizinisches Personal – und die Vertreter*innen innerhalb der unterschiedlichen Psychotherapieschulen unterscheiden sich in Qualität und dem Ausmaß grenzverletzenden Verhaltens nicht. In allen helfenden Berufen kommt es unglücklicherweise zu Überschreitungen von Grenzen, Regeln und ethischen Standards, die häufig mittel- und langfristige Folgen für die Betroffenen nach sich ziehen. Diese sind besonders dann nur schwer zu korrigieren, wenn es sich um einen tiefen Vertrauensbruch – Grundlage jeder tragfähigen Beziehung – und einen gewaltvollen Eingriff in die persönliche Integrität handelt. Umso wichtiger sind präventive Ansätze, um das Auftreten von Grenzverletzungen sowie Schäden und Folgeschäden früh zu minimieren (Schleu, 2021).

Lernziele

- Sensibilisierung für das Thema Grenzverletzungen in helfenden Professionen
- Ethische Standards in den helfenden Professionen einschätzen und abwägen können

- Warnsignale für Grenzverletzendes Verhalten in helfenden Berufen erkennen
- Strategien zum Umgang mit grenzverletzendem Verhalten kennenlernen

Präventive Ansätze gegen grenzverletzendes Verhalten in helfenden Berufen richten sich primär an die Helfer*innen. Allgemein könnten jedoch auch die Patient*innen z. B. über Mental Health Literacy dafür sensibilisiert werden, was eine Grenzverletzung in einem helfenden Kontext sein könnte, um sich davor schützen zu können. Diesen Bereich haben wir hier der Verhältnisprävention zugeordnet. Eine Fehlerkultur in den helfenden Berufen zu entwickeln und eine Enttabuisierung über Grenzverletzungen zu fördern, ist ein vernachlässigtes Phänomen. In Deutschland laufen aktuell die ersten Aufarbeitungen schwerer systematischer Grenzverletzungen in psychosozialen Einrichtungen oder in der Psychotherapie. Im Bereich der Prävention sind besonders die Bemühungen des nationalen Ethikvereins e. V. zu nennen sowie Programme der Kompetenzsteigerung im Umgang mit schwierigen Beziehungsangeboten, welche wir unter der selektiven und indizierten Prävention aufführen.

7.1 Was sind Grenzverletzungen?

Bevor wir beleuchten, an welchen Stellen unterschiedliche Präventionsmaßnahmen ansetzen können, beginnen wir von vorne: Was verstehen wir überhaupt unter grenzverletzendem Verhalten im psychosozialen Bereich? Welche Grenzen können und werden überschritten? Grenzverletzungen sind nicht auf sexuellen Missbrauch oder andere schwerwiegende Übergriffe beschränkt. Formen der Grenzverletzung sind vielschichtig und betreffen häufig soziale Grenzüberschreitungen und die Verletzung therapeutischer Basisvariablen (Frenzl et al., 2020). Im Grunde betreffen sie alle Verhaltensweisen, die nicht im helfenden Auftrag geschehen (other-oriented), sondern den (persönlichen, teils unbewussten) Bedürfnissen oder Nutzen der Helferin/des Helfers dienen (self-oriented), eine professionelle Inkompetenz und fehlende Orientierung an wissenschaftlichen und aktuellen Standards beinhalten, und die körperliche und psychosoziale Schäden anrichten.

Eine mögliche Kategorisierung von Grenzverletzungen sind z. B. Kunstfehler i. S. des jeweiligen professionellen Agierens, psychotherapeutisches/helfendes Fehlverhalten i. S. von Grenzüberschreitungen (selbstbezogen agieren) oder Versagen im Sinne des jeweiligen Auftrages z. B. Symptomverschlimmerung infolge der Therapie (Lehr-Lernprozesse im schulischen Kontext, psychotherapeutisches oder medizinisches Agieren etc.). Allerdings ist die Einschätzung professionellen Verhaltens im psychosozialen Bereich in den Kategorien von »richtig« oder »falsch« kaum möglich, da professionelles Verhalten in diesem Feld von fließenden oder unscharfen Übergängen geprägt ist. Kommunikation als verbale und non-verbale Interaktionen vor dem Hintergrund einer professionellen Beziehung ist durch einen dynamischen rekursiven Prozess der Selbstorganisation charakterisiert. Der kommunikative Austausch im Lehrerzimmer, in der psychotherapeutischen Praxis und in anderen helfenden Kontexten führen zu verkörperten Erfahrungen aller Beteiligten und schließen damit eine »reine« Objektivität aus.

Umso bedeutsamer werden Fragen der ethischen Dimension der Beziehungsgestaltung und des Beziehungsangebots. Es geht dabei jenseits der jeweiligen berufsrechtlichen oder strafgesetzlichen Rahmenbedingungen um ethische Fragen, welche die Art und Weise und das Regelwerk des jeweiligen professionellen Handelns betreffen. Um ethisch begründete Entscheidungen und darauf aufbauend professionelles Handeln abzuleiten, kann es hilfreich sein, sich neben den Grundgesetzen (z. B. »die Würde des Menschen ist unantastbar«) auch auf die allgemeinen Menschenrechte zu stützen, die Menschen ein Recht auf Leben, Unversehrtheit, Würde, Anerkennung seines Wertes, auf Gleichheit etc. zuerkennen (siehe z. B. die Ausführungen zu den berufsethischen Richtlinien der Deutschen Gesellschaft für Psychologie oder auch der Berufsordnung des Berufsverbandes Deutscher Psychologinnen und Psychologen; www.bdp-verband.de/binaries/content/assets/beruf/ber-foederation-2016.pdf). Kern einer ethischen Abwägung ist dabei nicht einer bestimmten philosophischen, religiösen oder kulturellen Überzeugung zu folgen, sondern sich dabei auf einen grundlegenden gemeinsamen Nenner zu besinnen. Es geht also nicht um ein bestimmtes Menschenbild (das je nach z. B. Therapieschule sehr unterschiedlich ausfallen kann), sondern um allgemeine menschliche Werte – sie liefern den Nährboden und ermöglichen ein inneres Ausbalancieren eigener psychischer Wirkkräfte und das Zurückstellen eigener persönlicher (akuter) Bedürfnisse zu Gunsten des professionellen Agierens und damit zu Gunsten des Anderen, der Gemeinschaft bzw. übergeordneter gesellschaftlicher Belange. Kulturunabhängige und grundlegende menschliche Werte sind Fürsorge und Mitgefühl, Gerechtigkeit, Respekt, Toleranz u. a. – sie dienen als innere Richtschnur – allerdings nur, wenn diese erkannt und innere Rahmenbedingungen dafür geschaffen werden, so dass sie auch verkörpert und schließlich gelebt werden können (vgl. SEE Learning; Center for Contemplative Science and Compassion-based Ethics, 2019).

Im psychosozialen Bereich lassen sich nur schwer absolute Handlungsmaxime definieren (gut-böse; richtig-falsch; gesund-krank) – es geht vielmehr darum, gut begründete, ethisch fundierte Entscheidungen abzuwägen, die oft ein Sowohl-als-auch beinhalten, in aller Regel Extreme vermeiden und vor allem den zeitlich-örtlich-situativen Kontext und individuelle Charakteristika berücksichtigen. In diesem Sinne kann ethisch-begründetes Entscheiden und Handeln als Helfer*in meinen, die Handlungskonsequenzen mitzudenken und die Verantwortung für die getroffenen Entscheidungen und die ausgeführten Handlungen zu übernehmen (Schleu, 2021).

Im Kontext helfender Berufe besteht die Kunst darin, ein ausgewogenes Verhältnis herzustellen zwischen zwei Aspekten, die sehr schwer zu trennen sind: Einerseits geht es darum, sich mit seiner persönlichen Integrität (als Mensch mit seinen Erfahrungen) einzubringen, um eine echte Begegnung zu ermöglichen. Andererseits richtet sich der Fokus auf den/die Adressaten, so dass persönliche Belange und eigene Emotionen zu Gunsten des anderen professionell zurückgestellt werden (müssen). Das bedeutet beispielsweise im Schulkontext, dass Lehrer*innen sich trotz persönlicher Sympathien gegenüber den einen im Unterschied zu den anderen Kindern fair verhalten und kein Kind benachteiligen. Im psychotherapeutischen Kontext gebietet die Regel der Abstinenz die Begrenzung eigener, persönlicher Anliegen und Bedürfnisse und das Unterlassen des Thematisierens von Aspekten, welche die eigene Person und das eigene Leben betreffen (mit Ausnahme sehr begrenzter, dann aber gezielter Offenbarungen die eigene Person betreffend, z. B. zum Beziehungsaufbau – entgegen einer zu künstlichen Interaktion – zu Beginn einer Therapie oder um die eigene, berufliche Rolle einzubetten in den Kontext, wie z. B. dass ein Lehrer auch ein Familienvater ist etc.; vgl. Musterberufsordnung für psychologische Psychotherapeut*innen der Bundespsychotherapeutenkammer MBO-PP/KJP und hier die Ausführungen z. B. zum §6 Abstinenz; vgl. auch Ethik der Selbstbegrenzung bei Baumann, 1995). Ethische Grundprinzipien und deren genaue Ausgestaltung wie die Abstinenz unterliegen dabei einem historisch-kulturellem Relativismus, d. h. sie werden im Kontext der aktuellen Gesellschaft und kulturellen Vorstellungen neu ausgelegt. Zu Beginn der psychoanalytischen Behandlungsmethode war es z. B. nicht anstößig, seine Patienten während der Behandlung mit Essen zu versorgen (z. B. Freud mit dem »Wolfsmann«), seine Patienten mit in den Urlaub zu nehmen und dort weiter zu behandeln, die eigenen Kinder zu analysieren (z. B. Melanie Klein) oder die potentiellen Ehefrauen (Freud für Ferenczi). Alle diese Formen der Beziehungsgestaltung würden heute als Abweichungen im Therapiealltag (mit Bezug auf das Essen) oder schwere Grenzüberschreitungen angesehen werden. Auch zu Freuds Zeiten wurde dies bereits in Ansätzen reflektiert, besonders im Hinblick auf die Beziehungsgestaltung zur Patientin. Dies kann u. a. an den folgenden Zitaten verdeutlicht werden: »Die Kur muss in der Abstinenz durchgeführt werden; ich meine damit nicht allein die körperliche Entbehrung, auch nicht die Entbehrung von allem, was man begehrt [...]. Sondern ich will den Grundsatz aufstellen, dass man Bedürfnis und Sehnsucht als zur Arbeit und Veränderung antreibende Kräfte bei der Kranken bestehen lassen und sich hüten muss, dieselben durch Surrogate zu beschwichtigen. [...] Die Bereitwilligkeit der Patientin ändert nichts daran, wälzt nur die ganze Verantwortung auf seine eigene Person.« (Freud, 1915, in den Bemerkungen zur Übertragungsliebe, GW X, S. 313) Im Hinblick auf die Karenz, d. h. den Aufbau von nichtprofessionellen Beziehungen nach der Beendigung der Therapiebeziehung, besteht international allerdings nach wie vor keine Übereinkunft. Und auch die genaue Ausgestaltung der Abstinenz ist Gegenstand von Diskussionen, da damit nicht Distanz, Kälte, langes Schweigen und Gefühllosigkeit gemeint ist, wie die Mahnung zur Abstinenz teilweise fehlinterpretiert wurde (Krejci, 2008).

Zentraler Aspekt grenzverletzender Verhaltensweisen im psychosozialen Bereich ist also die Arbeitsbeziehung, die sich maßgeblich von alltäglichen beruflichen und privaten zwischenmenschlichen Beziehungen und Interaktionen unterscheidet: vor allem das strukturelle Machtgefälle ist ein gewichtiger Faktor, den es besonders zu reflektieren gilt, da er im Grunde stets die Versuchung in sich trägt, die eigene Macht zu stärken oder die eigenen Einflussmöglichkeiten auf den Hilfsbedürftigen bzw. Empfänger für eigene Belange zu nutzen (Tschan, 2005). Hinzukommt, dass helfende Berufe häufig mit einem professionellen Eingriff in Körper und Psyche verbunden sind, der dadurch legitimiert wird, dass unter der Wahrung der menschlichen Integrität des Hilfsbedürftigen gelernte Kompetenzen eingesetzt werden, um zielgerichtet mittel- und langfristig zu einer Besserung, Entwicklung, Genesung und Heilung beizutragen. Professionelle Grenzen müssen so sicher sein, dass Patient*innen und Behandler*innen immer wieder die Freiheit haben, die Grenzen in der Phantasie zu überschreiten (Gabbard & Lester, 2006), was als Teil des therapeutischen Arbeitens angesehen werden kann (über Wünsche und Phantasien sprechen zu können auch in Bezug auf die Beziehung zum Therapeuten/zur Therapeutin). Eine Grenzverletzung ist jedoch eine Grenzzerstörung, denn hier ist dann keine Rückkehr zum Therapeutischen möglich und der professionelle Rahmen ist nicht wiederherstellbar (Schneider, 2012).

Der Eid oder die Gebote bzw. Gelöbnisse, die in helfenden Berufen innerer Kompass sein sollen, beinhalten beispielweise gemäß der Prinzipienethik im medizinischen Behandlungskontext Nichtschädigung – Autonomie – Fürsorge – Gleichheit und Gerechtigkeit (vgl. Beauchamp & Childress, 2013). Das bedeutet im Einzelnen:

1. Nichtschädigung: Schädliche Maßnahmen sind nach dem Prinzip der Abwägung vor dem Hintergrund der Kosten-Nutzen-Relation und persönlicher Wertemaßstäbe zu unterlassen – wie beispielweise jemanden mit bestimmten schwierigen Themen in der Psychothera-

pie zu konfrontieren und dabei in Kauf zu nehmen, dass dies zwar kurzfristig mindestens unangenehm sein wird, jedoch für den mittel- und langfristigen Behandlungserfolg ein notwendiges Vorgehen darstellt.

2. Autonomie: Jeder Mensch hat unter Rückgriff auf seine Kompetenzen ein Recht auf Selbstbestimmung und Entscheidungsfreiheit; im psychosozialen Bereich schlägt sich das in der Forderung nach informierter Einwilligung bzw. nach Partizipation der Patient*innen an der Entscheidungsfindung im Kontext der Behandlung nieder.
3. Fürsorge: Sich als Helfer*in fürsorglich zu verhalten, bezieht sich auf professionelle Hilfestellungen, welche die Lebensqualität, das Wohl und die Gesundheit des Adressaten unterstützen.
4. Gleichheit und Gerechtigkeit: Das Prinzip der Gerechtigkeit beinhaltet u. a. Aspekte von Fairness – d. h. es geht um die Gleichbehandlung der Empfänger unabhängig ihrer jeweiligen Unterschiede in Alter, Geschlecht, Kulturzugehörigkeit etc. sowie um äquivalente und gleichwertige Unterstützungs- oder Behandlungsangebote (auch z. B. Bildungsangebote). Bei Ressourcenknappheit, die zu einer Zwangsentscheidung führen, müssen in der Regel moralisch bedeutsame Aspekte differenziert und gegeneinander abgewogen werden.

Die Deklaration von Genf des Weltärztebundes (1948: ärztliches Gelöbnis der Selbstverpflichtung) beinhaltet überzeugenderweise explizit eine wichtige Voraussetzung für die Wahrung dieser Werte, nämlich die Selbstfürsorge – auf die wir noch näher eingehen werden. Zusammenfassend kann für die helfenden Berufe eine explizite Ethik konstatiert werden, die in den Berufsordnungen für den jeweiligen Beruf heruntergebrochen werden, jedoch von jedem Helfenden ständig reflektiert werden müssen, wie diese in der eigenen Praxis umgesetzt werden (Körner, 2015).

7.2 Risiko- und Protektivfaktoren (RPF) für grenzverletzendes Verhalten

Auch in Bezug auf Grenzverletzungen durch helfende Berufe existieren Faktoren, die die Wahrscheinlichkeit für Grenzverletzungen erhöhen oder minimieren und daher bedeutsame Ankerpunkte für verschiedene präventive Interventionsmöglichkeiten darstellen.

Bevor wir auf die RPF eingehen, die sowohl auf Seiten der Schutzbefohlenen als auch auf Seiten der Helfer*innen begünstigend oder schützend gegenüber Grenzüberschreitungen wirken, sollte nicht unerwähnt bleiben, dass auch die Beziehungsgestaltung zwischen Helfer*in und Schutzbefohlenen selbst besondere Risiken aufgrund der Ungleichheit birgt: Die Verantwortung für das Beziehungsgeschehen im Verlauf des therapeutischen Agierens und die äußere Rahmengestaltung liegt immer beim Helfer/bei der Helferin. Der/die Schutzbefohlene (das Kind in der Schule, im Internat, das Paar in der Beratung, der/die Patient*in in der Therapie etc.) ist immer durch eine Art von Unterlegenheit oder (Schutz-)Bedürftigkeit gekennzeichnet. Diese Art der Beziehung beinhaltet per se eine gewisse Wahrscheinlichkeit eines Abhängigkeitsgefüges – trotz der Idee eines/einer beispielsweise »aufgeklärten« oder informierten Patienten/Patientin. Auch äußere Faktoren, wie geschlossene Institutionen, d. h. Heime, Internate, stationäre Behandlungseinrichtungen etc., begünstigen die Versuchungssituation der Machtausnutzung, da hier häufig das soziale Korrektiv als Triangulierung von außen erst bewusst und aktiv hinzugezogen werden müsste.

Alle Faktoren, die dazu beitragen, dass der Helfer/die Helferin die Verantwortung nicht übernimmt und die Vulnerabilitäten der Empfänger nicht geschützt werden, führen potentiell zu vermeidbaren und meist tiefgreifenden Verletzungen. Hiermit ist allerdings nicht die Abwesenheit von Spannungen in der Arbeitsbeziehung gemeint, denn Schwierigkeiten, Konflikte oder gar Brüche in der Beziehung sind unausweichlich und häufig sogar Teil eines wünschenswerten Entwicklungsverlaufs. In der Psychotherapieforschung wird dies als »Rupture & Repair« bezeichnet (Safran & Muran, 2000). Ein Risiko entsteht erst dann, wenn diese Konflikte und Brüche nicht thematisiert, bearbeitet, repariert und integriert werden. Auch hier liegt die Verantwortung unbestreitbar auf der Helferseite. Vor diesem Hintergrund wird deutlich, dass es institutionelle, individuelle und interpersonelle Faktoren gibt, die Grenzverletzungen wahrscheinlicher machen – insbesondere wirken diese Faktoren multifaktoriell, selten einzeln – was die Bedeutung des ethischen Verhaltenskodex einmal mehr unterstreicht.

7.2.1 RPF auf Seiten der Schutzbefohlenen am Beispiel der Psychotherapie

In der Psychotherapie deuten die gesammelten Erfahrungen des Ethikvereins e. V. (https://ethikverein.de) darauf hin, dass folgende Aspekte als besondere RF aufgefasst werden können: das weibliche Geschlecht (80% der Ratsuchenden sind Frauen), traumatisierende Erfahrungen in der Biographie (insbesondere, aber nicht nur sexuelle Missbrauchserfahrungen im Kindesalter), sowie die Quantität an erlittenen Grenzverletzungen in der Vergangenheit (hierzu gehören Gewalterfahrungen jeglicher Art) (Schleu, 2021). Dies zeigt, dass diejenigen, die bereits in der Vergangenheit Opfer von Grenzverletzungen und Übergriffen waren, ein hohes Risiko der Re-Viktimisierung aufweisen (Witt, 2005; Witt et al., 2013). Die Erfahrung dysfunktionaler prägender Beziehungserfahrungen bilden sich häufig im Sinne von Mustern aus und bedingen so eine erhöhte Wahrscheinlichkeit, wiederholt und erneut manifest zu werden. Oberflächlich gesehen mögen solche Konstellationen den Anschein erwecken, dass eine Schädigung dazu beiträgt, dass sich ein Betroffener/eine Betroffene solchen dysfunktionalen Beziehungsmustern eher entzieht. Doch das Gegenteil ist häufig der Fall, da die mit der Dysfunktionalität einhergehende Schädigung vertrauter ist als andere (positivere) Varianten und alles Unvertraute erst einmal als Bedrohung wahrgenommen wird. Weitere RF sind eine hohe emotionale Bedürftigkeit, abhängige Beziehungsstrukturen und geminderte Selbstschutzmechanismen. Auch die Schwere der Symptomatik, die Anzahl der Diagnosen und das Ausmaß an vorliegenden Komorbiditäten sind Prädiktoren für die fortfolgende Anzahl an Grenzverletzungen (Gawlytta et al. 2019).

Diese Faktoren potenzieren sich in ungünstiger Weise, wenn komplexe Traumatisierungen und dissoziative Störungen (auch als Folge der Traumatisierungen) vorliegen. Bei Betroffenen mit Borderline-Persönlichkeitsstörungen liegt ein erhöhtes Risiko vor, dass von ihnen ausgehende Beziehungsangebote direkt und ungefiltert durch den Therapeuten/die Therapeutin beantwortet werden. Diese Beziehungsangebote stellen häufig selbst Ausdruck eines extremen Pendelns zwischen Nähe und Distanz dar, womit der Bedrohungswert für den Therapeuten/die Therapeutin steigt, so dass diese/r beispielweise tendenziell schneller geneigt ist, aggressiv und entwertend zu reagieren. Auch Eingriffe und Grenzüberschreitungen in den Körper, die medizinisch notwendig waren, wie schwere körperliche Erkrankungen, Operationen, intensivmedizinische Behandlungen u. a. können heftige Schäden wie etwa PTBS verursachen und erhöhen allgemein die Vulnerabilität für Grenzverletzungen.

Zu den biografischen Tiefschlägen, bestimmten Persönlichkeitseigenschaften und Pathologien können darüber hinaus noch situative Faktoren hinzukommen. Hierzu gehören insbesondere Verluste jeglicher Art und alles das, was zu einem Bedürfnis der besonderen Zuwendung führt wie beispielsweise krisenhafte Situationen. Dadurch kann das eh Bestehende weiter verschärft werden. Im Verlauf der Verarbeitung einer Grenzverletzung, wenn z. B. Geschädigte versuchen, sich anderen außerhalb des Helferkontextes anzuvertrauen und Hilfe zu suchen, sind Zurückweisungen, Unglauben und Unverständnis nicht seltene Reaktionen, die zu zusätzlichen Fixierungen der Grenzüberschreitungen führen und weitere Folgeschäden begünstigen.

7.2.2 RPF auf Seiten der Helfer am Beispiel der Psychotherapie

Wie eingangs erwähnt, sticht keine Berufsgruppe im psychosozialen Kontext und auch keine Therapieschule innerhalb der Psychotherapie im Hinblick auf Grenzüberschreitungen besonders hervor (Becker-Fischer & Fischer, 2008, S. 92; Flügel, 2020; Schoener et al., 1990, S. 313ff; Tschan, 2005, S.72ff). Es scheint keine signifikanten Unterschiede bei sexuellen und anderen Übergriffen zu geben, wobei allerdings anzumerken ist, dass Ratsuchende oft den Beruf des Helfers/der Helferin (Psychotherapieverfahrens-Zugehörigkeit) nicht benennen können. Die Reaktionen nach Offenlegung und Beschuldigung des Helfers/der Helferin reichen von Schuldzuweisungen an den Patienten/die Patientin, über die Überzeugung der therapeutischen Notwendigkeit bis hin zu authentischen Gefühlen der wahren Liebe oder Verleugnung (Becker-Fischer & Fischer, 1996).

Da das beobachtbare Verhalten des Helfers/der Helferin wichtiger Anknüpfungspunkt für erste Hinweise von Fehlverhalten oder Grenzüberschreitung ist, ist es wichtig, feindselige Interaktionsverläufe – die häufig Folge von (aufgedeckten/angesprochenen) Grenzverletzungen sind – als erste wichtige Warnhinweise zu sehen: Wenn spezifische therapeutische Interventionen überhand nehmen wie z. B. die Anzahl kognitiver Interventionen oder die Zahl der Übertragungsdeutungen, so kann dies empirisch mit negativen Behandlungsergebnissen in Verbindung gebracht und als ein Ausagieren von Überforderung oder persönlichen Verstrickung verstanden werden (Castonguay et al., 2010; Crits-Christoph & Gibbons, 2002).

Als gesicherter Befund gilt, dass das männliche Geschlecht, mittleres Alter (durchschnittlich 40–45 Jahre und durchschnittliche 10–15 Jahre älter als der/die Geschädigte) und Probleme im privaten Bereich, z. B. Partnerschaftsprobleme, bedeutsame RF auf Helferseite darstellen (Schleu, 2021). Positionen mit hoher Anerkennung und Ansehen schützen nicht vor Grenzverletzungen – im Gegenteil: Die Machtposition verführt nicht selten dazu, strategisch zu eigenen Gunsten zu handeln und andere in diesem Sinne zu »unterwerfen«. Das bei Kindermissbrauch als Grooming bezeichnete strategische Vorgehen, eine wehrlose Person emotional an sich zu binden, und sie dann infolge zu missbrauchen, kann bedeuten, die eigene Machtposition zu stärken, um dadurch legitimiert später Regeln nicht mehr befolgen zu müssen. Hinter dem Streben nach Stärkung der eigenen Macht liegt häufig ein Bedürfnis nach unbeantworteter Anerkennung, Zuwendung oder Zugehörigkeit. Die (therapeutische) Arbeit ersetzt oder kompensiert den privaten Bereich, der zunehmend weniger lebendig gestaltet wird oder gar nicht (mehr) existiert. Alles konzentriert sich dann vor allem auf Beziehungen im Arbeitskontext.

Eine (narzisstische) Bedürftigkeit des Helfers/der Helferin und die häufig entgegengebrachte Idealisierung durch den Schutzbefohlenen verstärkt die Selbstidealisierung und fördert die Blindheit für Fehler oder schleichende Grenzverletzungen. Gerade dann wird das naturgemäße Machtgefälle in Helferkonstellationen gefährlich. Die Selbstkritikfähigkeit und ein angemessener Zweifel werden so ungünstig minimiert oder gar ganz eliminiert. Situativ kommen risikoerhöhend gegenüber grenzverletzenden Verhaltensweisen Lebenskrisen, Krankheiten und persönliche Rückschläge wie Verluste dazu, die der professionellen Fähigkeit zuwiderlaufen können, den Schutzbefohlenen zu schützen. Der Schutzbefohlene wird dann aufgrund der Überforderung des Helfers/der Helferin und der geringen Verfügbarkeit von Ressourcen und aufgrund des reduzierten Rückgriffs auf professionelle Kompetenzen eher idealisiert bzw. in seinen Fähigkeiten und Ausstattungen überschätzt. Eine eigene vermehrte Selbstöffnung, die Nicht-Einhaltung von Setting-Absprachen, Rollentausch und die Suche nach emotionaler Anteilnahme sind wichtige – doch bereits fortgeschrittene – Hinweise, dass eine Schädigung bereits im Gange ist.

Ressourcen, auf die ein Helfer/eine Helferin zurückgreifen kann oder sollte, nehmen einerseits ihren Anfang in den eigenen prägenden Beziehungserfahrungen und werden andererseits von den professionellen Kompetenzen beeinflusst, die im Verlauf der Ausbildung erworben und angeeignet wurden (Klasen et al., 2019; Taubner et al., 2014). Biographische Aspekte sind hier – genauso wie auf der Seite des/der Schutzbefohlenen – begünstigend oder abmildernd gegenüber Verletzungen der Integrität des Gegenübers. Folgende Faktoren ungünstiger Persönlichkeitseigenschaften und biographischer Elemente interagieren mit Aspekten, die den helfenden Prozess bremsen oder gar schaden. Narzisstische Störungen bzw. narzisstische Bedürftigkeit und unerfüllte zwischenmenschliche Sehnsüchte sind wichtige Fallstricke. Diese liegen meist in einem selbstwertregulierenden sozialen Kompensationsversuch begründet – sich durch die Anerkennung bis hin zur Idealisierung von außen Gefühlen der Einsamkeit, der Hilflosigkeit und Schuld zu entziehen – Aspekte, die insbesondere in helfenden Berufen besonders stimuliert werden. Als Folge von Bindungsstörungen oder Affektregulationsstörungen sind antisoziale Züge oder Pathologien eine mögliche Manifestation, die sich potentiell hinderlich auswirken können – also etwa einen Mangel an Empathie oder Perspektivenübernahme. Traumatisierungen und die damit verbundenen dissoziativen Entgleisungen schränken den professionellen Spielraum ebenfalls ein. Diese verschiedenen psychopathologischen Ausprägungen auf Seiten des Helfers/der Helferin gehen meist mit einer verringerten Affekttoleranz für das Unerträgliche einher, genau das, was ein wichtiger Baustein jeglicher helfenden Konstellation ist (Schleu, 2021).

Zusammenfassend kann geschlussfolgert werden, dass ein überforderter Helfer/ eine überforderte Helferin potentiell genauso wenig zur Affekttoleranz in der Lage ist wie ein Helfer, der schwere Schicksalsschläge erlitten hat und womöglich wenig sichere und vorhersagbare Bindungserfahrungen in der eigenen Kindheit machen konnte. Ein Mangel an Empathie und Fähigkeit zur Perspektivenübernahme, das Unterschätzen der Problematik, mangelnde Übereinkunft über Therapieziele, wiederholte negative Gegenübertragungsphänomene, starre Methodenadhärenz oder mangelnde Flexibilität sind teils mit therapeutischen Misserfolgen verknüpft und begünstigen in jedem Fall verschiedenen Arten von Grenzüberschreitungen.

7.3 Wie lassen sich Überforderungen in der helfenden Situation früherkennen?

Gerade aufgrund des Machtgefüges und der Schutzbefohlenheit gebietet sich regelrecht eine fortlaufende Selbstbeobachtung oder Selbstreflexion und das stete Hinterfragen von eigenen Bedürfnissen, das Wahrnehmen des eigenen Befindens und der professionellen Motive. Dies ist auch deshalb so wichtig, da die Rate der Wiederholungstäter*innen von Grenzverletzungen bei ca. 80% liegt, die nur zu einem knappen Drittel therapeutisch erfolgreich behandelbar sind (Becker-Fischer et al., 1995, S. 46ff; Holroyd & Brodsky, 1977).

Eine reduzierte Affekttoleranz, die es verhindert, Unaushaltbares zu tragen und emotional Überbordendes zu halten, sowie das Ausagieren von direkten Reaktionen auf Beziehungsangebote, das übermäßige und unangemessene Vermitteln einer Vielzahl an technischen Interventionen sind alles Hinweise auf eine Instabilität oder eines aus dem persönlichen Gleichgewicht geratenen Helfers. Kommt dann noch dazu, kritische Rückmeldungen der Schutzbefohlenen oder von Fachkolleg*innen nicht anhören oder annehmen zu wollen, ist dies ein ebenso starkes Indiz für einen »falschen« Weg.

Es lassen sich verschiedene Warnhinweise zusammenstellen, die es alle wert sind, direkt in die Selbstreflexion einfließen zu lassen (Becker-Fischer & Fischer, 1996):

- Behalte ich das professionelle Setting bei (Nicht-/Veränderung von Ort, Zeiten etc.)?
- Wie versuche ich die professionelle Beziehung zu stärken (ohne den Raum des »Privaten«/»Intimen«/»Erzwungenen« oder »Unterdrückten« zu betreten)?
- Idealisiere oder erhebe ich mein Gegenüber zu Gunsten eigener Bevorteilung (Geschenke annehmen etc.)?
- Habe ich den Bereich meiner mir zugeteilten Rolle verlassen (persönliche Offenbarungen, Rollenvermischung, Retter- oder in die Umsetzung drängende erotische Phantasien, Konkretisierungsvorstellungen von intimen Beziehungen etc.)?
- Kann ich auf meine professionellen Werkzeuge zurückgreifen, wenn nein, wann und wie oft werde/bin ich blockiert (Abstinenzverlust, Empathieverlust, Desinteresse, wiederholter Ärger etc.)?

Das Ausagieren von erotischen, sexuellen Phantasien und Wünschen in verbalen Äußerungen, über Körperkontakt bis hin zum Eindringen in Privaträume oder tatsächlich sexuelle körperliche Kontakte mit Schutzbefohlenen, geschäftliche oder finanzielle Bevorteilung, Vermischung von privaten sozialen Beziehungen, Übertretungen des professionellen Rahmens oder der Berufsordnung, aber auch Einschüchterungsaktionen und das Evozieren einer psychischen Abhängigkeit u. a. sind bereits höchste Alarmzeichen für längst übergriffige Fehlverhaltensweisen.

7.4 Prävention von grenzüberschreitendem Verhalten in helfenden Berufen

Präventive Maßnahmen setzen im universellen Sinne an der Gesellschaft und den zeitlich-kulturellen Strömungen an: durch Öffentlichkeitsarbeit und den Anstoß eines zunehmend differenzierten medialen Diskurses kann die Informiertheit der Bevölkerung gesteigert werden – eingeschlossen sind dabei sowohl die Schutzbefohlenen wie auch die Helfer*innen selbst. Selektive Maßnahmen zielen auf den Helfenden ab, denn Prävention setzt hier sowohl an der Entwicklung und Reifung der Persönlichkeit und der professionellen Kompetenzen als auch an strukturell-institutionellen Rahmenbedingungen an. Das Vorbeugen von Grenzverletzungen muss dem besonderen Beziehungskontext Rechnung tragen, d. h. das Machtgefälle und auf persönlicher Ebene die einseitige, intime Offenlegung persönlicher Schwachstellen und Vulnerabilitäten durch den professionellen Eingriff in den Körper oder die Psyche des Empfängers. Das Machtgefälle und die professionelle Kompetenz ziehen nach sich, die Verantwortung für das professionelle Beziehungsgeschehen zu übernehmen (übernehmen zu können) und die Schutzbefohlenheit und damit die Vulnerabilitäten des Empfängers nicht aus den Augen zu verlieren, sondern mit diesen bedacht umzugehen.

Indizierte präventive Angebote haben zum Ziel, die entstandenen tiefen Wunden und damit verbundenen psychosozialen Schäden so zu versorgen, dass sie nicht wiederholt aufreißen durch niedrigschwellige Beratungsangebote bei Grenzverletzungen und dem Versuch der Vermittlung, um nach und nach eine Rückgewinnung der persönlichen Integrität und des Vertrauens in sich und andere zu erreichen. Es geht hierbei um eine längerfristige Aufarbeitung, um Rehabilitationsmaßnahmen, rechtliche und andere mögliche Schiedsarbeiten, um das Muster möglicher Wiederholungen zu durchbrechen.

7.4.1 Universelle Verhaltensprävention bei den Helfer*innen

Der auszubildende Helfer/die auszubildende Helferin muss dafür gewappnet werden, professionell mit den bereits mehrfach genannten Gegebenheiten des professionellen Helfens umgehen zu können, ohne dabei zu schädigen, sondern gemäß der Wertemaßstäbe und des professionellen Auftrages unter Zurückhaltung persönlicher Begehrlichkeiten Heilsames zu erzielen. Präventive Maßnahmen während der Ausbildung sind eine gründliche und ausreichend elaborierte Informationsvermittlung über ethische Aspekte des professionellen Handelns und über die verschiedenen Formen der Grenzverletzungen (Steigerung der Informiertheit; Enttabuisierung). Themen wie Abstinenz und übergriffiges Agieren sollten deutlich in den Curricula der Therapieausbildungen verankert werden.

Es ist davon auszugehen, dass Helfer*innen im Laufe ihrer Biographie mehr oder minder heftige Hindernisse und Rückschläge erfahren haben, so dass es darum geht, strukturelle Nachreifung und eine Steuerung des psychischen Konfliktgeschehens zu ermöglichen, um so die Transmission von dysfunktionalen psychischen Kompensationsmechanismen zu unterbrechen. Selbsterfahrung zur Steigerung der Selbstreflexion und Selbstbeobachtung, Super- und Intervision bzw. kollegiale Beratung sind wichtige präventive Bausteine. Einerseits steht im Mittelpunkt eigene bedürftige, verletzliche Seiten und blinde Flecken zu kennen, zu schützen und regulieren zu lernen sowie die eigene Selbstfürsorge zu stärken. Andererseits geht es um einen fortlaufenden Prozess des dialogischen und professionellen Hinterfragens des helfenden Agierens und um die Etablierung und Bewahrung eines angemessenen professionellen Zweifelns. Beispielweise stellt die Lehrtherapie im psychodynamischen Ausbildungskontext eine wichtige Grundlage dar, um sowohl negative emotionale Prozesse zu bewältigen und Gewalt- oder andere Übergriffs-Erfahrungen aufzuarbeiten, als auch die daraus folgende eigene Parentifizierung im Sinne eines »Helferkomplexes« zu reflektieren. Dazu gehört auch die Reflexion von negativen Prozessen in der therapeutischen Beziehung (Gumz, 2019).

Die Seite der Ressourcenstärkung und Selbstfürsorge beinhaltet die Steigerung einer Work-Life-Balance (ein Leben außerhalb des helfenden Berufs, sowie ausreichend Erholung und Entspannung oder Ausgleich), die Herstellung und Aufrechterhaltung eines psychischen Gleichgewichts und eine angemessene Bedürfnisbefriedigung (was voraussetzt, dass Bedürfnisse auch als solche wahrgenommen und erkannt werden). Die eigene möglicherweise belastende Lebenssituation zu erkennen, sollte in diesem Sinne darin münden, beispielsweise keine »zu schwierigen« Patient*innen aufzunehmen. Die Steigerung von Selbstmitgefühl als die Anerkennung eigener Überforderungen, teils allzu menschlicher Fehler etc. und der wohlwollenden Selbstfürsorge stellt die Brücke zur Stärkung der professionellen Seite dar: Erst die Wahrnehmung und Akzeptanz der eigenen Fehlbarkeit ermöglicht eine Offenheit und Transparenz beim gemeinsamen Reflektieren des professionellen Agierens. Gleichwohl braucht es ein vertrauensvolles und tragfähiges kollegiales Netzwerk. Eine gesunde Selbst-Objekt-Repräsentanz ermöglicht es, Extrembereiche der Selbstidealisierung zu verlassen und den Mut zu fassen, über Fehler und Unwägbarkeiten wider aller (guten) Vorsätze zu sprechen.

Die eigenen professionellen Fehler zu erkennen – vor dem Hintergrund einer realistischen Leistungsfähigkeitsbeurteilung, hängt zu einem gewissen Maße auch von der Fähigkeit ab, das Spektrum des professionellen Agierens zu kennen und die Situations-, Personen-, Indikationsadäquatheit einschätzen zu können. Ein selbstverantwortliches professionelles Handeln beinhaltet auch, Warnsignale zu erkennen und diese zum Anlass für Vorsichtsmaßnahmen zu verstehen. Dies unter Rückgriff einer gestärkten meta-kognitiven Fähigkeit – sich selbst beobachten und reflektieren zu können und achtsam zu sein, d. h. die Anbindung an eigene Werte und damit Motive nicht außer Acht zu lassen, sondern das nötige Selbstregulativ dafür aufzubringen, um diese auch in das eigene Verhalten wirken zu lassen. Eine Fehlerkultur, die aktiv im professionellen Umfeld gelebt wird, beinhaltet auch, dass beängstigende, aggressive oder lustvoll-erotische Phantasien und Wünsche offen thematisiert werden als eine interpersonelle Fortsetzung eines inneren Prozesses der Ausfantasierung (Kernberg, 1994, S. 814f; Grunert, 1989, S. 224f). Grund dafür ist, dass der Aufforderungscharakter und das Drängende hin zur

Umsetzung in die Tat nicht unterdrückt, sondern sinnvoll bearbeitet und schließlich integriert werden kann, damit das professionelle Handeln unbeschadet und zielorientiert fortgeführt werden kann oder nötige Veränderungsschritte eingeleitet werden können.

Letztlich ist es die Anbindung an innere Werte der Wahrhaftigkeit im Sinne des professionellen Handelns gleichwohl aber auch die Anbindung an die soziale Dimension durch Mitgefühl für sich, die Kolleg*innen und derer, für die wir zum Schutze befohlen sind.

7.4.2 Selektive Verhaltensprävention in helfenden Berufen

Mit selektiver Prävention gegen Grenzverletzungen in den helfenden Berufen sind Programme gemeint, die sich speziell an besonders gefährdete Gruppen von professionellen Helfer*innen wenden. Speziell gefährdet können z. B. Helfer*innen sein, die mit Patient*innen arbeiten, die aufgrund ihrer Erkrankung die professionelle Beziehungsgestaltung erschweren und Grenzverletzungen aus Überforderungssituationen oder unzureichenden Fertigkeiten (Skills) im Umgang mit diesen spezifischen Herausforderungen entstehen. Skillstrainings für Helferberufe richten sich daher verstärkt an Personen, die mit schwer psychisch erkrankten Patienten arbeiten. Ein Beispiel für ein solches Training sind De-Eskalationsskills, die in der Akutpsychiatrie Konflikte zwischen Patient*innen und Personal verhindern oder eindämmen sollen, um den Einsatz von Zwangsmaßnahmen gegen die Patient*innen zu reduzieren. Auch Maßnahmen zur Steigerung der Reflexionsfähigkeiten von Teams im Nachgang zu einer Zwangsmaßnahme können dazu beitragen, dass mehr Empathie für Patient*innen in Notsituationen entwickelt wird und Zwangsmaßnahmen abnehmen (Lang et al., 2016).

Psychodynamische Programme richten sich in diesem Feld auf eine Sensibilisierung für Übertragungs- und Gegenübertragungsprozesse sowie die professionelle Mentalisierungsfähigkeit in schwierigen interpersonellen Situationen.

Ein manualisiertes Programm zur Prävention von Mentalisierungseinbrüchen der Fachkräfte der Frühen Hilfen in der Arbeit mit Risikofamilien wurde im Institut für Psychosoziale Prävention des Universitätsklinikums Heidelberg entwickelt und evaluiert (Georg et al., 2021). Das Mentalisierungs-Skills-Training besteht aus einer eintägigen Schulung für die Fachkräfte und sensibilisiert auf innere Prozesse in der Auseinandersetzung mit Grenzsituationen. Hier wird davon ausgegangen, dass die Helfer*innen aufgrund der Arbeit mit Familien und Neugeborenen stark in ihrer Mentalisierungsfähigkeit herausgefordert sind, wenn sie in Kontakt mit aggressiven, abweisenden oder auch das Neugeborene gefährdende Verhaltensweisen kommen. Aufgrund ihrer Wächterfunktion sind die Fachkräfte der Frühen Hilfen sowohl in einer beratend-unterstützenden als auch kontrollierenden Rolle gegenüber den Familien, was einerseits intrapsychische Konflikte in der Helferin und andererseits interpersonelle Konflikte zwischen Helfer*innen und Familien bewirken kann. Das Training fokussiert auf den Umgang mit den eigenen Mentalisierungsfähigkeiten, wenn die Helfer*innen an ihren eigenen Schaltpunkt geraten und vielleicht grenzverletzende Sprache oder Handlungen einsetzen und wie diese erkannt und repariert werden können. Dies soll einem Empathieverlust für die Familien vorbeugen und die professionellen Beziehungen stärken. In der Evaluation des Programms zeigte sich, dass das Training deutlich effektiver ist als eine Informationsbroschüre und die Reflexionsfähigkeiten der Teilnehmerinnen steigern konnte.

7.4.3 Indizierte Verhaltensprävention in helfenden Berufen

Indizierte Verhaltensprävention bei Grenzverletzungen setzt niedrigschwellig dort an, wo erste Grenzverletzungen bereits erfolgt sind oder die Betroffenen Sorge haben, in Grenzverletzungen involviert zu sein. Hier ist z. B. die ehrenamtliche Tätigkeit des Ethikvereins e. V. zu nennen, auf deren Daten wir uns in diesem Kapitel bereits mehrfach bezogen haben. Der Ethikverein e. V. bietet eine kostenlose und auch – wenn gewünscht – anonyme Beratung zu Grenzverletzungen an. An ihn wenden sich Patient*innen, Angehörige, Therapeut*innen und Ausbildungsteilnehmer*innen. Aufgrund der jährlichen steigenden Fallzahlen kann geschlussfolgert werden, dass ein speziell auf die Bearbeitung von Grenzverletzungen in der Psychotherapie zielendes Angebot mehr in Anspruch genommen wird als allgemeine Patienten-Beratungen oder die Angebote der Kammern. Darüber hinaus ist die regelmäßige Veröffentlichung der anonymisierten Daten ein großer Beitrag zur Enttabuisierung der Grenzverletzungen in der Psychotherapie. Inspiriert von der Arbeit des Ethikvereins wurde im Zentrum Psychosoziale Medizin des Universitätsklinikums Heidelberg ein Ethikrat gegründet, der nach dem Modell des Ethikvereins e. V. niedrigschwellig für die Mitarbeiter*innen und Patient*innen des Zentrums Beratung zu Grenzverletzungen anbietet (www.klinikum.uni-heidelberg.de/kliniken-institute/kliniken/zentrum-fuer-psychosoziale-medizin-zpm/ueber-das-zentrum/stopp-zu-grenzverletzungen).

7.4.4 Verhältnisprävention zum Schutz Betroffener vor Grenzverletzungen in helfenden Professionen

Zur Vorbeugung grenzverletzenden Verhaltens in helfenden Berufen sind »äußere« Maßnahmen sinnvollerweise unterstützend. Zum einen sind diese in den Berufsordnungen verankert, wie etwa die Fortbildungspflicht, um den Diskurs zwischen Theorie und Praxis einerseits und zwischen Versorgungsrealität und Forschungsevidenz andererseits aufrechtzuerhalten. Zum anderen gehören dazu institutionelle Mechanismen und Maßnahmen des Qualitätsmanagements innerhalb der Ausbildungsinstitute und der Versorgung. Wichtige Ankerpunkte im Ausbildungskontext sind die Verbesserung von Aufnahmeverfahren, die Qualitätskriterien bei der Auswahl von Ausbildungskandidat*innen (Passung zwischen dem was ein Kandidat mitbringt und dem, was in dem jeweiligen Beruf Fallstricke sein könnten und durch professionelle Kompetenzen abgefangen werden können) aber auch von Supervisor*-innen – wie auch die Forderung von Ausbildung und Fortbildungen von Supervisor*innen und Feedbackschleifen-Systeme (vgl. auch das dialogische Prinzip gemäß einer Diskursethik). Die Begleitung des sich entwickelnden professionellen Helfers sollte nicht nur durch Aufklärung der ethischen Dimension geschehen, sondern auch durch Supervisionen mittels Audio- und Videomaterial, durch Lernen am Modell durch die Ausbildner*innen selbst wie auch durch die exemplarische Arbeit mit best-practice-Beispielen aus der Praxis mit Grenzerfahrungen in helfenden Berufen. Selbsterfahrungsprozesse sollten bei institutsunabhängigen Professionellen angeboten werden, Zweitmeinungen als Reflexion der Reflexion wären ebenso sinnvoll.

Die Etablierung einer professionellen Fehlerkultur beinhaltet das (An-)Erkennen und die Klärung von Fehlleistungen und -schlägen. Eine daraus abgeleitete Strategie zum Umgang und zur Wiederherstellung eines im Sinne des Auftrages angemessenen Rahmens gehören ebenso dazu. Gleichwohl ist es bedeutsam, mögliche Grenzverletzungen soweit zu konkretisieren, dass Konzepte zum funktionalen und professionellen Umgang mit beispielweise heftigen positiven/negativen Übertragungs- und Gegenübertragungsprozessen erarbeitet, evaluiert und standardmäßig in den jeweiligen Fachkulturen eingesetzt werden können (dies ist nicht nur im psychotherapeutischen Bereich bedeutsam, sondern in allen helfenden Berufen).

Strukturelle präventive Maßnahmen zielen auch darauf ab, kollektive und institutionelle Abwehrprozesse besser steuern und angehen zu können. Dazu gehören beispielsweise Gefahrenanalysen von Einrichtungen und daraus abgeleitet Bausteine des Qualitätsmanagements. Auf Detailebene sind das u. a. Informationsmaterialien für die Schutzbefohlenen und deren soziale Kontexte, Ansprechpartner für Beschwerdemeldungen, Nachsorge-Strategien u. a. Auch der unbewussten Tendenz, die Perspektive der Opfer zu leugnen oder zu vermeiden, kann nur aktiv durch Aufklärungsarbeit und Schaffung von Strukturen vorgebeugt werden, die das Austauschen und Diskutieren vorsehen. Die Etablierung von Routinen zur Schaffung von Klarheit und Transparenz, die verhindern, dass Grenzverletzungen übersehen werden können, sollte im notwendigen Fall zu Gegenmaßnahmen führen.

Selbst wenn Institutionen oft als regressive Projektionsfläche für diejenigen, die sich zugehörig fühlen, eine Lähmung von Eigenverantwortung und -initiative mit sich bringen, braucht es umso mehr übergeordnete Strategien und Handlungspläne, die Grenzverletzungen vorbeugen, schnell aufdecken und den Schaden schnellstmöglich begrenzen. Dazu gehören Ethikleitlinien und erarbeitete Wertemaßstäbe, Vertrauenspersonen, unabhängige Patient*innenberatungen sowie Schiedsordnungen – wie im wissenschaftlichen Kontext z. B. Ethikkommissionen etc. Die Verantwortungsübernahme liegt damit in der Minimierung von Übergriffen und Grenzverletzungen durch Strukturen auf übergeordneter Ebene und schließlich eine Gewährleistung und Sicherstellung der Aufsichtspflicht bis hin zu den Regelungen, die sowohl Täter*innen (Haftungen; Abmahnung, Kündigung; Ausschluss etc.) als auch die Opfer (Schadensersatzansprüche etc.) betreffen.

Am Ende steht auch hier, inwiefern eine übergeordnete Institution selbst für Abstinenz, Empathie und Mitgefühl steht und eine Fehlerkultur auf verschiedenen Hierarchieebenen lebt, die enttabuisierend mit Fehlern und professionellem Scheitern umzugehen vermitteln kann und so für ihre Verantwortung einzutreten bereit ist. Dies schafft über die Grenzen der eigenen Institution hinaus eine zunehmend differenzierte Debatte und Diskussionskultur im öffentlich-gesellschaftlichem Raum zum Umgang mit Grenzverletzungen in helfenden Berufen.

Zusammenfassung

Grenzverletzungen betreffen alle Verhaltensweisen, die nicht im helfenden Auftrag geschehen, sondern den Bedürfnissen oder Nutzen der Helferin/des Helfers dienen und körperliche und psychosoziale Schäden anrichten. Da der psychosoziale Bereich durch relative Unschärfen von richtig und falsch gekennzeichnet ist, müssen ethische Dimensionen die professionelle Beziehungsgestaltung formen jenseits des ebenfalls wirkmächtigen Berufs- und Strafrechts. In der Psychotherapie ist dies z. B. im Konzept der Abstinenz enthalten, in der Medizin in der Prinzipienethik. Risikofaktoren können sowohl auf der Seite der Schutzbefohlenen als auch auf der Seite der Helfenden identifiziert werden. Da letztere sich teilweise erst im Verlauf der beruflichen Karriere entwickeln, ist eine strenge Selektion in den Beruf kein alleiniger Garant der Prävention von Grenzverletzungen. Jeder/jede professionell Helfende ist im Sinne einer universellen Prävention von Grenzverletzungen dazu aufgefordert, auf eigene Warnsignale und eine ausreichende fortlaufende Befähigung für die Ausübung des Berufs zu sorgen (z. B. durch eine gute Work-Life-Balance). Im Sinne einer selektiven Prävention sollten sich Helfende Unterstützung im Sinne von Supervision und Fortbildung ermöglichen, die mit besonders herausfordernden professionellen Settings arbeiten müssen. Indizierte Prävention greift bei bereits erfolgter Grenzverletzung oder an der Schwelle zur Grenzverletzung zum Schutz der schutzbefohlenen Person oder zur Vermeidung eines Rückfalls in grenzverletzendes Verhalten. Da Grenzverletzungen in allen helfenden Berufen vorkommen, ist eine Verhältnisprävention neben der Verhaltensprävention dringend erforderlich im Sinne einer Selektion in den Beruf, einer funktionierenden Qualitätskontrolle, Schutzmaßnahmen für die Betroffenen und einer enttabuisierenden Fehlerkultur in der jeweiligen Profession. Psychodynamische Aspekte dieser Präventionsansätze verbinden zumeist den Konflikt- und Strukturfokus miteinander.

Weiterführende Literatur

Schleu, A. (2021). Umgang mit Grenzverletzungen: Professionelle Standards und ethische Fragen in der Psychotherapie. Springer-Verlag.

Gabbard, G. O. & Lester, E. P. (2006). *Boundaries and Boundary Violations in Psychoanalysis.* American Psychiatric Association Publishing.

Fragen zum weiteren Nachdenken

Welche der folgenden Aussagen/Verhaltensweisen sind Grenzverletzungen? Denken Sie zunächst an eine Kindergärtnerin und dann an einen männlichen Psychotherapeuten:

- Ich freue mich immer, wenn du da bist.
- Du trägst ein schönes Kleid!
- Darf ich dich kurz in den Arm nehmen, um dich zu trösten?
- Du kannst heute gern länger bleiben.

8 Die Zukunft psychodynamischer Prävention

Mit den vorhergehenden Kapiteln hatten wir uns das Ziel gesetzt zu zeigen, inwiefern ein psychodynamisches Grundverständnis – speziell mit den Fokussen auf Konflikt, Struktur und Transmission – Präventionsmaßnahmen auf universeller, selektiver und indikativer Ebene bereichert und zu tiefergehenden Dynamiken vordringt, die bei reiner Symptomorientierung womöglich nicht oder nicht nachhaltig genug greifen würde. Wir können auf eine lange theoriegeleitete Tradition unterschiedlicher psychodynamischer Ansätze zurückgreifen und vielfältige Aspekte des Erlebens und Verhaltens adressieren. Die präventive Arbeit ist im Kontrast zur psychodynamischen Therapie im Schwerpunkt nach vorne gedacht, d. h. bevorstehende Entwicklungsverläufe sollen positiv beeinflusst werden, was das Unterfangen per se erschwert. Dies gilt für die Prävention jedoch im Allgemeinen. Wichtig erscheint uns zu betonen, dass die Ausrichtung auf die entwicklungspsychopathologische Perspektive und die damit einhergehenden Aspekte der Selbst- und Objektwahrnehmung und -regulation, insbesondere unter Berücksichtigung der emotionalen Einbettung, transtheoretische Züge aufweist. Diese Aspekte betreffen jeden Menschen, denn im Laufe seiner Entwicklung durchläuft er oder sie ein Fortschreiten im Ausdifferenzieren des eigenen Selbst und seines Weltverständnisses; jeder Mensch ist eingebettet in einen sozialen Kontext und innen und außen wird über emotionale Dynamiken reguliert. Die Perspektive eines Kontinuums von gesund bis gestört bzw. dysfunktional oder maladaptiv scheint ein probates Modell zu sein, um Prävention zu planen. Dies deshalb, da Erleben und Verhalten dynamische Prozesse mit fluktuierenden Eigenschaften aufweisen. Erleben und Verhalten sind immer eingebettet in einen kontextuellen Rahmen aus Umweltfaktoren, die Anpassungsleistungen einfordern und den biopsychischen Möglichkeiten des Individuums, sich diesen zu stellen. Daher ist Erleben und Verhalten abhängig von allen biopsychosozialen Aspekten. Die Herausforderung besteht darin, mit der Möglichkeitsvielfalt und Vielschichtigkeit dieser inneren und äußeren Dynamiken umgehen zu lernen. Aus psychodynamischer Sicht führen sie unweigerlich immer wieder zu konfligierenden (motivationalen) Steuerungslogiken. Psychodynamischer Prävention geht es deshalb darum, Einsichten in diese Dynamiken zu gewinnen, um so die Self-Agency zu stärken und an Ressourcen und Potentialen anknüpfen zu können.

Um »gesundes« Erleben und Verhalten zu fördern und zu unterstützen, braucht es Methoden, die dabei helfen, die Lücken zu schließen zwischen Wissen und Handeln, zwischen Entwicklungsfenstern (»Windows of Opportunities«) und schwierigen Transitionen (»Windows of Vulnerabilities«), zwischen passenden Anreizen bzw. förderlichen Rahmenbedingungen. Um diese Lücken zu schließen braucht es eine altersadäquate und entwicklungspsychopathologisch informierte Prävention, die nicht stigmatisiert oder pathologisiert. Hier setzt psychodynamische Prävention an und liefert wichtige Methoden und Techniken, die nicht außer Acht lassen, was in diesem »Dazwischen« Bedeutung und Einfluss hat: Es geht darum, grundlegende strukturelle Fähigkeiten zu etablieren (das individuelle Potential zu nutzen), die es ermöglichen, die Selbst-Welt-Steuerung so vornehmen zu können, dass sich ein stimmiges, kohärentes und sinnhaftes Gesamtes ergibt. Die verschiedenen Programme haben eindrucksvoll nachgewiesen, wie sichere Bindungen und Feinfühligkeit aufgebaut und genutzt werden können, wie das gesamte Spektrum an Affektwahrnehmung, -erleben, -differenzierung, -toleranz und -ausdruck zu regulativen Kernkompetenzen gehören, um Beziehungen zu sich und anderen zu verstehen und sinnhaft zu gestalten. Eine selbstreflexive Auseinandersetzung ist dabei unerlässlich, die wiederum auf grundlegenden Fähigkeiten der Mentalisierung basieren: sich und andere verstehen, abstrahieren, antizipieren etc. mit dem Ziel, ein prosoziales Miteinander zu formen, das basale Bedürfnisse eines jeden berücksichtigt und zur Entfaltung der einzelnen beiträgt – sich und andere eingeschlossen. Anders als erhofft oder häufig erwünscht, vollziehen sich der Aufbau von strukturellen Fertigkeiten und die Gewinnung von

Einsicht – basierend auf einer möglichen konflikthaften Aneignung – nicht »schnell«. Es braucht ein gutes, andauerndes und kontinuierliches Fördern dieser Aspekte, so dass sich Lernen und Gewöhnung (Musterausbildung) vollziehen, die nachhaltige Verhaltensänderungen nach sich ziehen.

Vor diesem Hintergrund ist zu verstehen, dass eine Vielzahl psychodynamischer Präventionsprogramme universell oder selektiv im Baby-, Kleinkind- und jungen Kindesalter bzw. bei Eltern oder in externen Betreuungseinrichtungen angesiedelt sind. Frühe Schäden und Beeinträchtigungen abzuwenden bzw. den Aufbau der genannten strukturellen Kompetenzen zu fördern, erscheinen mit dem (bevorstehenden) Lebensausblick gut und nachhaltig angelegt. Die meisten Programme weisen zudem eine gute bis sehr gute wissenschaftliche Evidenz auf. Dennoch, in Zukunft wird es darum gehen, nicht nur die Adressaten und Bereiche, an denen psychodynamische Programme ansetzen, auszuweiten, zu fundieren, sondern wissenschaftlich sowohl im Hinblick auf ihre (mittel- und langfristige) Wirksamkeit als auch in Bezug auf die wichtigen Prozesse im Verlauf sowie auf Mechanismen genauer zu beforschen: Risiko- und Protektivfaktoren sind ebenso dynamisch, fluktuierend und haben im komplexen Gefüge aus Person, Umwelt und Interaktion unterschiedliche Gewichtungen. Das Dilemma zwischen dem Streben nach allumfassenden und allgemeinwirksamen Programmen und Manualen einerseits und der Berücksichtigung ganz individueller Person-Umwelt-Interaktions-Aspekte anderseits sind die Herausforderung auch zukünftiger Forschung und Programmentwicklung in diesem Bereich. Die Detektion von psychodynamisch begründeten oder transtheoretischen strukturellen Aspekten als Ressourcen zu verstehen, ist ausbaufähig und fordert nach weiterer wissenschaftlicher Fundierung.

Hinzu kommt die Aufgabe, allgemeine gesellschaftliche Entwicklung zu antizipieren, um Programme zu entwickeln, die den Menschen darin befähigen, mit aktuellen Herausforderungen des Lebens umgehen zu lernen. Hierzu gehören Aspekte einer komplexeren, dynamischeren, Informations-beschleunigteren, orientierungsloseren – weil möglichkeitsreicheren – digitalen und globaleren Welt, die zunehmend auf Ressourcenknappheit zusteuert. Der Mensch muss sich also zunehmend die

Frage stellen, wie er/sie sich positionieren und sein/ihr Leben gestalten möchte. In diesem Sinne braucht es weitere Anstrengungen, wie verschiedene gesellschaftliche Institutionen überzeugt werden können, dass die Stärkung von (psychologischen) Ressourcen im präventiven Sinne lohnt, um Zeit, Fachkräfte und finanzielle Mittel zu investieren, so dass der Schaden durch ein Außerachtlassen maximal begrenzt werden kann.

In ersten Zügen zeigt sich bereits mit den etablierten Programmen, dass eine wertvolle Chance in der Dissemination von hochspezialisiertem psychodynamischem Wissen liegt, das in den Einzeltherapien sonst nur ausgewählten Personen vermittelt wird. Dies gilt es auch in Zukunft weiter auszubauen. Gleichzeitig – wie bereits mit der Konnotation auf transtheoretische Elemente unterstrichen – geht der Ausblick in Richtung integrativer Projekte, die psychodynamische Gedanken mit anderen Theorie- und Praxisschulen integrieren und eine breite Umsetzung auch mit Nicht-Spezialisten ermöglichen (z. B. Guideline-informed Treatment in den Niederlanden zur indizierten Prävention von Persönlichkeitsstörungen, Hutsebaut et al., 2020).

Die Vielfalt an Theorien, Erfahrungswerten und Praxishorizonten, die bereits Einzug in die Welt der Prävention genommen haben, stimmen uns zuversichtlich und hoffnungsvoll, da sie ein gutes Fundament für zukünftige Vertiefungen legen, um so möglichst viele Menschen an unterschiedlichen Stellen in ihrem Leben die Förderung zuteilwerden zu lassen, die sie brauchen, um ein »gutes« oder »gesundes« Leben zu leben. Dabei wird es in Zukunft auch darum gehen, ein psychisch gesundes Leben unter Berücksichtigung globaler Herausforderungen zu leben und Präventionsprogramme dementsprechend global und transkulturell zu denken.

Literatur

Acheson, E. D. (1988). On the state of the public health [The fourth Duncan lecture]. *Public Health*, *102*(5), 431–437. https://doi.org/10.1016/S0033-3506(88)80080-5

Adkins, T., Luyten, P. & Fonagy, P. (2018). Development and Preliminary Evaluation of Family Minds: A Mentalization-based Psychoeducation Program for Foster Parents. *Journal of Child and Family Studies*, *27*(8), 2519–2532. https://doi.org/10.1007/s10826-018-1080-x

Ainsworth, M. D. S., Blehar, M. C., Waters, E. & Wall, S. N. (1978). *Patterns of attachment: A psychological study of the strange situation*. Erlbaum.

Alink, L. R. A., Cyr, C. & Madigan, S. (2019). The effect of maltreatment experiences on maltreating and dysfunctional parenting: A search for mechanisms. *Development and Psychopathology*, *31*(1), 1–7. https://doi.org/10.1017/S0954579418001517

American Psychiatric Association. (2013). *Diagnostic and statistical manual of mental disorders* (5. Aufl.). https://doi.org/10.1176/appi.books.9780890425596

Anna Freud National Centre for Children and Families. *Talking Mental Health: Animation & Teacher Toolkit*. https://www.annafreud.org/what-we-do/schools-in-mind/resources-for-schools/talking-mental-health-animation-teacher-toolkit/

Anna Freud National Centre for Children and Families. *Who We Are*. https://www.annafreud.org/about-us/who-we-are/

Antonovsky, A. (1979). *Health, stress and coping*. Jossey-Bass.

Antonovsky, A. (1987). *Unraveling the mystery of health*. Jossey-Bass.

Antonovsky, A. (1997). Salutogenese: Zur Entmystifizierung der Gesundheit. DGVT-Verlag.

Arango, C., Díaz-Caneja, C. M., McGorry, P. D., Rapoport, J., Sommer, I. E., Vorstman, J. A., McDaid, D., Marín, O., Serrano-Drozdowskyj, E., Freedman, R. & Carpenter, W. (2018). Preventive strategies for mental health. *The Lancet Psychiatry*, *5*(7), 591–604. https://doi.org/10.1016/S2215-0366(18)30057-9

Arbeitskreis OPD. (2006). *Operationalisierte Psychodynamische Diagnostik OPD-2: das Manual für Diagnostik und Therapieplanung*. Huber.

Bark, C. (2020). Elternarbeit bei der Eingewöhnung in die Kinderkrippe nach dem mentalisierungsbasierten Eingewöhnungsmodell »Amor Parentum«. *Zeit-*

schrift für Individualpsychologie, *45*(3), 239–250. https://doi.org/10.13109/zind.2020.45.3.239

Bark, C., Baukhage, I. & Cierpka, M. (2016). A mentalization-based primary prevention program for stress prevention during the transition from family care to day care. *Mental Health & Prevention*, *4*(1), 49–55. https://doi.org/10.1016/j.mhp.2015.12.002

Barlow, J., Bennett, C., Midgley, N., Larkin, S. K. & Wei, Y. (2016). Parent–infant psychotherapy: a systematic review of the evidence for improving parental and infant mental health. *Journal of Reproductive and Infant Psychology*, *34*(5), 464–482. https://doi.org/10.1080/02646838.2016.1222357

Bauer, S., Römer, K., Geiger, L. & Medizinischer Dienst des Spitzenverbandes Bund der Krankenkassen e. V. (2019). *Präventionsbericht 2019*. https://www.gkv-spitzenverband.de/media/dokumente/krankenversicherung_1/praevention__selbsthilfe__beratung/praevention/praeventionsbericht/2019_GKV_MDS_Praventionsbericht_barrierefrei.pdf

Bauman, Z. (1995). *Postmoderne Ethik*. Hamburger Edition.

Beauchamp, T. L. & Childress, J. F. (2013). *Principles of Biomedical Ethics* (7. Aufl.). Oxford University Press.

Becker-Fischer, M., Fischer, G., Heyne, C. & Jerouschek, G. (1995). *Forschungsbericht »Sexuelle Übergriffe in Psychotherapie und Psychiatrie«*. Forschungsbericht des Instituts für Psychotraumatologie im Auftrag des Bundesministeriums für Familie, Senioren, Frauen und Jugend

Becker-Fischer, M. & Fischer, G. (1996). *Sexueller Missbrauch in der Psychotherapie – was tun? Orientierungshilfen für Therapeuten und interessierte Patienten*. Thema. Asanger.

Becker-Fischer, M., Fischer, G. (2008). *Sexuelle Übergriffe in Psychotherapie und Psychiatrie, Orientierungshilfen für Therapeut und Klientin*. Asanger.

Bell, D. (2008) ›Who is Killing What or Whom? Some Notes on the Internal Phenomenology of Suicide‹. In S. Briggs, A. Lemma, & W. Crouch (Eds.), *Relating to self-harm and suicide: psychoanalytic perspectives on theory, practice and prevention*. Routledge.

Benecke, C. (2014). *Klinische Psychologie und Psychotherapie. Ein integratives Lehrbuch*. Kohlhammer.

Benecke, C., Janta, B., Roth, G., Storck, T., Taubner, S. (in Vorbereitung). *Psychoanalyse und Neurowissenschaften. Konzeptuelle Brücken für Forschung und klinische Praxis*. Kohlhammer

Berthelot, N., Lemieux, R., Garon-Bissonnette, J., Lacharité, C. & Muzik, M. (2019). The protective role of mentalizing: Reflective functioning as a mediator between child maltreatment, psychopathology and parental attitude in expecting parents. *Child Abuse & Neglect*, *95*, 104065. https://doi.org/10.1016/j.chiabu.2019.104065

Bevington, D., Fuggle, P., Cracknell, L. & Fonagy, P. (2017). *Adaptive mentalization-based integrative treatment: A guide for teams to develop systems of care*. Oxford University Press.

Biddle, L., Brock, A., Brookes, S. T. & Gunnell, D. (2008). Suicide rates in young men in England and Wales in the 21st century: time trend study. *BMJ (Clinical research ed.)*, 539–542. https://doi.org/10.1136/bmj.39475.603935.25

Bogdan, R. J. (2010). *Our own minds: Sociocultural grounds for self-consciousness.* MIT Press.

Bohleber, W. (2012). *Was Psychoanalyse heute leistet: Identität und Intersubjektivität, Trauma und Therapie, Gewalt und Gesellschaft.* Klett-Cotta.

Borelli, J. L., Cohen, C., Pettit, C., Normandin, L., Target, M., Fonagy, P. & Ensink, K. (2019). Maternal and Child Sexual Abuse History: An Intergenerational Exploration of Children's Adjustment and Maternal Trauma-Reflective Functioning. *Frontiers in Psychology, 10*, 1062. https://doi.org/10.3389/fpsyg.2019.01062

Bowlby, J. (1973). *Attachment and loss*: Vol. 2. Separation: Anxiety and anger. Hogarth Press.

Bowlby, J. (1988). *A secure base.* Basic Books.

Bowlby, J. (1971). *Attachment and loss.* Basic Books.

Boyer, C. A., McAlpine, D. D., Pottick, K. J. & Olfson, M. (2000). Identifying risk factors and key strategies in linkage to outpatient psychiatric care. *The American Journal of Psychiatry, 157*(10), 1592–1598. https://doi.org/10.1176/appi.ajp.157.10.1592

Brent, B., & Fonagy, P. (2014). A mentalization-based treatment approach to disturbances of social understanding in schizophrenia. In P. H. Lysaker, G. Dimaggio, & M. Brüne (Eds.), *Social cognition and metacognition in schizophrenia* (S. 245–257). Elsevier.

Briggs-Gowan, M. J., Carter, A. S., Skuban, E. M. & Horwitz, S. M. (2001). Prevalence of social-emotional and behavioral problems in a community sample of 1- and 2-year-old children. *Journal of the American Academy of Child and Adolescent Psychiatry, 40*(7), 811–819. https://doi.org/10.1097/00004583-200107000-00016

Briggs, S. (2010). Suicide prevention: The contribution of psychoanalysis. In: A. Lemma, & M. Patrick (Eds.), *Off the couch: Contemporary psychoanalytic applications* (S. 46-66). Routledge

Briggs, S., Netuveli, G., Gould, N., Gkaravella, A., Gluckman, N. S., Kangogyere, P., Farr, R., Goldblatt, M. J. & Lindner, R. (2019). The effectiveness of psychoanalytic/psychodynamic psychotherapy for reducing suicide attempts and self-harm: systematic review and meta-analysis. *The British Journal of Psychiatry*, 320–328. https://doi.org/10.1192/bjp.2019.33

Brisch, K. H. (2010). *SAFE®* – Sichere Ausbildung für Eltern: Sichere Bindung zwischen Eltern und Kind. Klett-Cotta.

Brisch, K. H., & Hollerbach, J. (2018). B.A.S.E.–Babywatching: An attachment based program to promote sensitivity and empathy, and counter fear and aggression. In H. Steele & M. Steele (Eds.), *Handbook of attachment-based interventions* (S. 339–359). Guilford Press.

Brockington, I., Chandra, P., Dubowitz, H., Jones, D., Moussa, S., Nakku, J. & Quadros Ferre, I. (2011). WPA guidance on the protection and promotion of mental health in children of persons with severe mental disorders. *World Psychiatry, 10*(2), 93–102. https://doi.org/10.1002/j.2051-5545.2011.tb00023.x

Buchheim, P., Clarkin, J. F., Kernberg, O. F. & Doering, S. (2006). Das Strukturelle und das Strukturierte Interview zur psychodynamischen Diagnostik der Persönlichkeitsorganisation. *PTT – Persönlichkeitsstörungen: Theorie und Therapie, 10*(1), 43–54.

Bühler, A. (2009). Was wirkt in der Suchtprävention? *Deutsche medizinische Wochenschrift, 134*(47), 2388–2391. https://doi.org/10.1055/s-0029-1242699

Bundesanstalt für Arbeitsschutz und Arbeitsmedizin. *Volkswirtschaftliche Kosten durch Arbeitsunfähigkeit 2016.* www.baua.de/DE/Themen/Arbeitswelt-und-Arbeitsschutz-im-Wandel/Arbeitsweltberichterstattung/Kosten-der-AU/pdf/Kosten-2016.pdf?__blob=publicationFile&v=4

Bundeszentrale Für Gesundheitliche Aufklärung. (2018). *Leitbegriffe der Gesundheitsförderung und Prävention, Glossar zu Konzepten, Strategien und Methoden.* Köln. https://doi.org/10.17623/BZGA:224-E-Book-2018

Byrne, G., Lees, G. (2017) When the bough breaks the lighthouse programme. In M. Celebi (Eds.), *Weaving the cradle: Facilitating groups to promote attunement and bonding between parents, their babies and toddlers* (S. 144-154). Singing Dragon.

Campbell, D. (2008). The father transference during a presuicide state. In S. Briggs, A. Lemma, & W. Crouch (Eds.), *Relating to self-harm and suicide: psychoanalytic perspectives on theory, practice and prevention.* Routledge.

Caplan, G. (1964). *Principles of Preventive Psychiatry.* Basic Books.

Cassidy, J., Brett, B. E., Gross, J. T., Stern, J. A., Martin, D. R., Mohr, J. J. & Woodhouse, S. S. (2017). Circle of Security-Parenting: A randomized controlled trial in Head Start. *Development and Psychopathology, 29*(2), 651–673. https://doi.org/10.1017/S0954579417000244

Cassidy J., Ehrlich, K. B., Sherman, L.J. (2013). Child-parent attachment and response to threat: A move from the level of representation. In: M. Mikulincer, P. R. Shaver (Eds.), *Nature and development of social connections: From brain to group* (S. 125–144). American Psychological Association.

Cassidy, J., Woodhouse, S. S., Sherman, L. J., Stupica, B. & Lejuez, C. W. (2011). Enhancing infant attachment security: an examination of treatment efficacy and differential susceptibility. *Development and Psychopathology, 23*(1), 131–148. https://doi.org/10.1017/S0954579410000696

Cassidy, J., Ziv, Y., Stupica, B., Sherman, L. J., Butler, H., Karfgin, A., Cooper, G., Hoffman, K. T. & Powell, B. (2010). Enhancing attachment security in the infants of women in a jail-diversion program. *Attachment & Human Development, 12*(4), 333–353. https://doi.org/10.1080/14616730903416955

Castonguay, L. G., Boswell, J. F., Constantino, M. J., Goldfried, M. R. & Hill, C. E. (2010). Training implications of harmful effects of psychological treatments. *American Psychologist, 65*(1), 34–49. https://doi.org/10.1037/a0017330

Center for Contemplative Science and Compassion-based Ethics. (2019). *Das SEE Learning Begleitheft*. Emory University.

Cherry, M. G., Taylor, P. J., Brown, S. L., Rigby, J. W. & Sellwood, W. (2017). Guilt, shame and expressed emotion in carers of people with long-term mental health difficulties: A systematic review. *Psychiatry research*, 139–151. https://doi.org/10.1016/j.psychres.2016.12.056

Cicchetti, D. (2016). *Developmental Psychopathology* (3. Aufl.). Wiley.

Cicchetti, D. & Rogosch, F. A. (1996). Equifinality and multifinality in developmental psychopathology. *Development and Psychopathology*, *8*(4), 597–600. https://doi.org/10.1017/S0954579400007318

Cierpka, M. (2005). *Faustlos: Wie Kinder Konflikte gewaltfrei lösen lernen* (8. Aufl.). Herder.

Cierpka, M. (2009). Keiner fällt durchs Netz: Wie hoch belastete Familien unterstützt werden können. *Familiendynamik*, *34*(2), 156–167.

Cierpka, M., Scholtes-Spang, K., Kress, S. & Georg, A. K. (2017). Manualisierte psychoanalytische Fokalpsychotherapie der frühkindlichen Regulationsstörungen. *Kinderanalyse*, *25*(03), 231–263. https://doi.org/10.21706/ka-25-3-231

Conduct Problems Prevention Research Group (1999). Initial impact of the Fast Track prevention trial for conduct problems: I. The high-risk sample. Conduct Problems Prevention Research Group. *Journal of Consulting and Clinical Psychology*, *67*(5), 631–647.

Cooper, G., Hoffman, K., Powell, B. (2009). *Circle of Security Parenting: Facilitator DVD Manual 5.0*. Marycliff Institute.

Cutcliffe, J., Links, P., Harder, H., Bergmans, Y., Balderson, K., Eynan, R., Ambreen, M. & Neibaum, R. (2012). Understanding the risks of recent discharge: the phenomenological experiences: trying to survive while living under the proverbial »Sword of Damocles«. *Crisis*, *33*(5), 265–272. https://doi.org/10.1027/0227-5910/a000132

Crits, C. P., Gibbons, M. B. (2002). Relational interpretations. In: J. C. Norcross (Eds.), *Psychotherapy relationships that work: Therapist contributions and responsiveness to patients* (S. 285-300). Oxford University Press.

Debbané, M., Benmiloud, J., Salaminios, G., Solida-Tozzi, A., Armando, M., Fonagy, P. & Bateman, A. (2016). Mentalization-Based Treatment in Clinical High-Risk for Psychosis: A Rationale and Clinical Illustration. *Journal of Contemporary Psychotherapy*, *46*(4), 217–225. https://doi.org/10.1007/s10879-016-9337-4

Deutsche Gesellschaft für Psychiatrie und Psychotherapie, Psychosomatik und Nervenheilkunde e. V. (2018). *Psychische Erkrankungen in Deutschland: Schwerpunkt Versorgung*. https://www.dgppn.de/_Resources/Persistent/f80fb3f112b4eda48f6c5f3c68d23632a03ba599/DGPPN_Dossier%20web.pdf

Dodge, K. A. & Rabiner, D. L. (2004). Returning to roots: on social information processing and moral development. *Child Development*, *75*(4), 1003–1008. https://doi.org/10.1111/j.1467-8624.2004.00721.x

Domitrovich, C. E., Cortes, R. C. & Greenberg, M. T. (2007). Improving young children's social and emotional competence: a randomized trial of the preschool »PATHS« curriculum. *The Journal of Primary Prevention*, *28*(2), 67–91. https://doi.org/10.1007/s10935-007-0081-0

Erikson, E. H. (1959). *Identity and the Life Cycle* [Identität und Lebenszyklus]. International Universities Press.

Fearon, R. P., Belsky, J. (2016). Precursors of attachment security. In: J. Cassidy & P. R. Shaver (Eds.), *Handbook of attachment: Theory, research, and clinical applications* (S. 291-313). Guilford Press.

Flügel, A. (2020). *Folgen von Grenzverletzungen in Psychotherapie: Eine qualitative Auswertung der Beratungsdokumentation des Ethikvereins e. V.* [Unveröffentlichte Masterarbeit]. Institut für Psychologie und Psychosoziale Medizin und Psychotherapie. Friedrich- Schiller-Universität Jena.

Föderation Deutscher Psychologenvereinigungen. (2016). *Berufsethische Richtlinien des Berufsverbandes Deutscher Psychologinnen und Psychologen e. V. und der Deutschen Gesellschaft für Psychologie e. V.* https://www.bdp-verband.de/binaries/content/assets/beruf/ber-foederation-2016.pdf

Fonagy, P., Gergely, G., Jurist, E. L. & Target, M. (2018). *Affektregulierung, Mentalisierung und die Entwicklung des Selbst.* Klett-Cotta.

Fonagy, P. & Klostermann, M. (2003). *Bindungstheorie und Psychoanalyse.* Klett-Cotta.

Fonagy, P. & Luyten, P. (2018). Conduct problems in youth and the RDoC approach: A developmental, evolutionary-based view. *Clinical Psychology Review*, *64*, 57–76. https://doi.org/10.1016/j.cpr.2017.08.010

Fonagy, P. & Target, M. (2020). *Psychoanalyse und die Psychopathologie der Entwicklung* (5. Aufl.). Klett-Cotta.

Fraiberg, S., Adelson, E. & Shapiro, V. (1975). Ghosts in the Nursery. *Journal of the American Academy of Child Psychiatry*, *14*(3), 387–421. https://doi.org/10.1016/s0002-7138(09)61442-4

Franz, M. (2009). *PALME- Präventives Elterntraining für alleinerziehende Mütter: Geleitet von Erzieherinnen und Erziehern* (2. Aufl.). Vandenhoeck & Ruprecht.

Frenzl, D., Gawlytta, R., Schleu, A. & Strauß, B. (2020). (Kunst)Fehler in der Psychotherapie. *Psychotherapeut*, *65*(6), 475–486. https://doi.org/10.1007/s00278-020-00462-6

Freud, S. (1895). *Zur Psychotherapie der Hysterie*. GW 1, S. 252–312

Freud, S. (1905). *Drei Abhandlungen zur Sexualtheorie.* GW V, S. 27–145.

Freud, S. (1914). *Erinnern, Wiederholen und Durcharbeiten.* GW X, S. 125–136.

Freud, S. (1915). *Bemerkungen zur Übertragungsliebe*. GW X, S. 313.

Freud, S. (1917). *Eine Schwierigkeit der Psychoanalyse*. GW XII, S. 3–12.

Freud, S. (1923a). *Libidotheorie – Psychoanalyse*. GW XIII, S. 211–233.

Freud, S. (1923b). *Das Ich und das Es*. GW XIII, S. 235–289.

Freud, A. (1984). *Das Ich und die Abwehrmechanismen*. Fischer-Verlag.

Fritzemeyer, K. (2019). *Intergenerationelle Weitergabe von Traumatisierungen im Kontext von kollektiver Verfolgung und Zwangsmigration* [Dissertationsschrift].

Fuchs, M. & Karwautz, A. (2017). Epidemiologie psychischer Störungen bei Kindern und Jugendlichen: Eine narrative Übersichtsarbeit unter Berücksichtigung österreichischer Daten. *Neuropsychiatrie: Klinik, Diagnostik, Therapie und Rehabilitation*, *31*(3), 96–102. https://doi.org/10.1007/s40211-017-0238-x

Gabbard, G. O. & Lester, E. P. (2006). *Boundaries and Boundary Violations In Psychoanalysis*. American Psychiatric Association Publishing.

Gawlytta, R., Schwartze, D., Schönherr, D., Schleu, A. & Strauß, B. (2019). Unerwünschte Ereignisse durch unsachgemäß durchgeführte Psychotherapie. *Psychiatrische Praxis*, 460–467. https://doi.org/10.1055/a-1026-1577

Georg, A. K., Cierpka, M., Schröder-Pfeifer, P., Kress, S. & Taubner, S. (2021). The Efficacy of Brief Parent-Infant Psychotherapy for Treating Early Regulatory Disorders: A Randomized-Controlled Trial. *Journal of the American Academy of Child and Adolescent Psychiatry* 18, 1-11. https://doi.org/10.1016/j.jaac.2020.06.016

Georg, A. K., Hauschild, S., Schröder-Pfeifer, P., Kasper, L. A., & Taubner, S. (2021, under revision). *Improving working relationships with families in German early childhood intervention home visitors* [Abuse and Neglect].

GKV Spitzenverband. (2018). *Prävention und betriebliche Gesundheitsförderung*. https://www.gkv-spitzenverband.de/krankenversicherung/praevention_selbsthilfe_beratung/praevention_und_bgf/praevention_und_bgf_1.jsp

Gordon, R. S. (1983). An Operational Classification of Disease Prevention. *Public Health Reports*, *98*(2), 107–109.

Gregor, A. & Cierpka, M. (2004). *Das Baby verstehen: Das Handbuch zum Elternkurs für Hebammen*. Karl Kübel Stiftung.

Gregor, A. & Cierpka, M. (2005). Frühe Hilfen für Eltern. *Psychotherapeut*, *50*(2), 144–147. https://doi.org/10.1007/s00278-005-0417-2

Grienenberger, J., Denham, W., & Reynolds, D. (2017). Reflective and mindful parenting: A new relational model of assessment, prevention, and early intervention. In L. C. Mayes, P. Fonagy, M. Target & S. J. Blatt (Eds.), *Handbook of psychodynamic approaches to psychopathology* (pp. 445–468). The Guilford Press.

Grunert, J. (1989). Intimität und Abstinenz in der psychoanalytischen Allianz – *Jahrbuch der Psychoanalyse 25*. frommann-holzboog Verlag.

Gumz, A. (2019). Mit Spannungen und Krisen in der Therapiebeziehung kompetent(er) umgehen. *PiD – Psychotherapie im Dialog*, *20*(04), 39–44. https://doi.org/10.1055/a-0771-7934

Hale, R. (2008). Psychoanalysis and Suicide; Process and Typology. In S. Briggs, A. Lemma, & W. Crouch (Eds.), *Relating to self-harm and suicide: psychoanalytic perspectives on theory, practice and prevention*. Routledge.

Hamburger, A., Hancheva, C. & Volkan, V. D. (2021). *Social Trauma – An Interdisciplinary Textbook*. Springer International Publishing. https://doi.org/10.1007/978-3-030-47817-9

Hartwich, P. & Grube, M. (2015). Psychodynamische Aspekte der Prävention psychotischer Erkrankungen bei Risikogruppen. In P. Hartwich & M. Grube

(Eds.), *Psychotherapie bei Psychosen* (S. 147–155). Springer Berlin Heidelberg. https://doi.org/10.1007/978-3-662-44246-3_10

Hartwich, P. & Grube, M. (Eds.). (2015). *Psychotherapie bei Psychosen*. Springer Berlin Heidelberg. https://doi.org/10.1007/978-3-662-44246-3

Häuser, W., Schmutzer, G., Brähler, E. & Glaesmer, H. (2011). Maltreatment in childhood and adolescence: results from a survey of a representative sample of the German population. *Deutsches Ärzteblatt International*, *108*(17), 287–294. https://doi.org/10.3238/arztebl.2011.0287

Heinz, H. (1939). *Ich-Psychologie und Anpassungsproblem*. Klett-Cotta.

Hoffman, K. T., Marvin, R. S., Cooper, G. & Powell, B. (2006). Changing toddlers' and preschoolers' attachment classifications: the Circle of Security intervention. *Journal of Consulting and Clinical Psychology*, *74*(6), 1017–1026. https://doi.org/10.1037/0022-006X.74.6.1017

Høglend, P. & Hagtvet, K. (2019). Change mechanisms in psychotherapy: Both improved insight and improved affective awareness are necessary. *Journal of Consulting and Clinical Psychology*, *87*(4), 332–344. https://doi.org/10.1037/ccp0000381

Holl, J., Vidalón Blachowiak, T., Wiehmann, J. & Taubner, S. (2020). Die Folgen institutioneller Krippenbetreuung auf die kindliche Entwicklung – ein systematisches Review. *Forum der Psychoanalyse*, *36*(4), 403–423. https://doi.org/10.1007/s00451-020-00416-3

Holroyd, J. C. & Brodsky, A. M. (1977). Psychologists' attitudes and practices regarding erotic and nonerotic physical contact with patients. *American Psychologist*, *32*(10), 843–849. https://doi.org/10.1037/0003-066X.32.10.843

Huber, A., McMahon, C. A. & Sweller, N. (2015). Efficacy of the 20-week circle of security intervention: Changes in caregiver reflective functioning, representations, and child attachement in an Australian clinical sample. *Infant Mental Health Journal*, *36*(6), 556–574. https://doi.org/10.1002/imhj.21540

Huber, D. & Klug, G. (2016). Münchner Psychotherapiestudie. *Psychotherapeut*, *61*(6), 462–467. https://doi.org/10.1007/s00278-016-0139-7

Hutsebaut, J., Willemsen, E., Bachrach, N. & Van, R. (2020). Improving access to and effectiveness of mental health care for personality disorders: the guideline-informed treatment for personality disorders (GIT-PD) initiative in the Netherlands. *Borderline Personality Disorder and Emotion Dysregulation*, *7*, 16. https://doi.org/10.1186/s40479-020-00133-7

Jacobi, F., Höfler, M., Strehle, J., Mack, S., Gerschler, A., Scholl, L., Busch, M. A., Maske, U., Hapke, U., Gaebel, W., Maier, W., Wagner, M., Zielasek, J. & Wittchen, H.-U. (2014). Psychische Störungen in der Allgemeinbevölkerung: Studie zur Gesundheit Erwachsener in Deutschland und ihr Zusatzmodul Psychische Gesundheit (DEGS1-MH). *Der Nervenarzt*, *85*(1), 77–87. https://doi.org/10.1007/s00115-013-3961-y

Jorm, A. F., Patten, S. B., Brugha, T. S. & Mojtabai, R. (2017). Has increased provision of treatment reduced the prevalence of common mental disorders?

Review of the evidence from four countries. *World Psychiatry, 16*(1), 90–99. https://doi.org/10.1002/wps.20388

Juckel, G., Lempa, G. & Troje, E. (2005). *Psychodynamische Therapie von Patienten im schizophrenen Prodromalzustand.* Vandenhoeck & Ruprecht.

Kernberg, O. F. (1992). *Objektbeziehungen und Praxis der Psychoanalyse* (5., in der Ausstattung veränd. Aufl.). Klett-Cotta.

Kernberg, O. F. (1994). Liebe im analytischen Setting. *Psyche, 48*(9-10), 808–826.

Kieling, C., Baker-Henningham, H., Belfer, M., Conti, G., Ertem, I., Omigbodun, O., Rohde, L. A., Srinath, S., Ulkuer, N. & Rahman, A. (2011). Child and adolescent mental health worldwide: evidence for action. *The Lancet, 378* (9801), 1515–1525. https://doi.org/10.1016/S0140-6736(11)60827-1

King, E. A., Baldwin, D. S., Sinclair, J. M., Baker, N. G., Campbell, M. J. & Thompson, C. (2001). The Wessex Recent In-Patient Suicide Study, 1. Case-control study of 234 recently discharged psychiatric patient suicides. *The British Journal of Psychiatry, 178,* 531–536. https://doi.org/10.1192/bjp.178.6.531

King, E. A., Baldwin, D. S., Sinclair, J. M. & Campbell, M. J. (2001). The Wessex Recent In-Patient Suicide Study, 2. Case-control study of 59 in-patient suicides. *The British Journal of Psychiatry, 178,* 537–542. https://doi.org/10.1192/bjp.178.6.537

Klasen, J., Nolte, T., Möller, H. & Taubner, S. (2019). Aversive Kindheitserfahrungen, Bindungsrepräsentationen und Mentalisierungsfähigkeit von Psychotherapeuten in Ausbildung. *Zeitschrift für Psychosomatische Medizin und Psychotherapie, 65*(4), 353–371. https://doi.org/10.13109/zptm.2019.65.4.353

Klosterkötter, J. (2013). Prävention psychotischer Störungen. *Der Nervenarzt, 84* (11), 1299, 1302–1309. https://doi.org/10.1007/s00115-013-3831-7

Knieps, F. & Pfaff, H. (Eds.). (2018). *BKK-Gesundheitsreport: Bd. 2018. Arbeit und Gesundheit Generation 50+: Zahlen, Daten, Fakten.* MWV Medizinisch Wissenschaftliche Verlagsgesellschaft.

Kohut, H. (1976). *Narzißmus: Eine Theorie der psychoanalytischen Behandlung narzißtischer Persönlichkeitsstörungen.* Suhrkamp-Taschenbuch Wissenschaft: Bd. 157. Suhrkamp.

Körner, J. (2015). Die explizite und die implizite Ethik des Psychoanalytikers. *Forum der Psychoanalyse, 31*(1), 1–15. https://doi.org/10.1007/s00451-015-0189-4

Krejci, E. (2008). Abstinenz als unverzichtbares technisches Konzept der Psychoanalyse und seine sich wandelnde Gestaltung. In: G. Schlesinger-Kipp, H. Vedder (Eds.), *Gefährdete Begegnung. Psychoanalytische Arbeit im Spannungsfeld von Abstinenz und Intimität (S. 62–80).* Frühjahrstagung der DPV.

Kress, S., Taubner, S. & Georg, A. K. (2021). Die Bedeutung adaptiver Behandlungsstrategien für den Therapieerfolg in der fokussierten psychodynamischen Säugling-/Kleinkind-Eltern-Psychotherapie. *Praxis der Kinderpsychologie und Kinderpsychiatrie.*

Lang, U. E., Walter, M., Borgwardt, S. & Heinz, A. (2016). Über die Reduktion von Zwangsmaßnahmen durch eine »offene Türpolitik«. *Psychiatrische Praxis, 43*(6), 299–301. https://doi.org/10.1055/s-0042-111032

Lebiger-Vogel, J., Fritzemeyer, K., Busse, A., Burkhardt-Mußmann, C., Rickmeyer, C., & Leuzinger- Bohleber, M. (2013). ERSTE SCHRITTE. Ein Integrationsprojekt für Kleinkinder mit Migrationshintergrund – Konzeptualisierung und erste Eindrücke. In: M. Leuzinger-Bohleber, R. N. Emde & R. Pfeifer (Eds.), *Embodiment – ein innovatives Konzept für Entwicklungsforschung und Psychoanalyse* (S. 316–342). Vandenhoeck & Ruprecht.

Lebiger-Vogel, J., Rickmeyer, C., Busse, A., Fritzemeyer, K., Rüger, B. & Leuzinger-Bohleber, M. (2015). FIRST STEPS – a randomized controlled trial on the evaluation of the implementation and effectiveness of two early prevention programs for promoting the social integration and a healthy development of children with an immigrant background from 0-3. *BMC Psychology*, *3*(1), 21. https://doi.org/10.1186/s40359-015-0078-z

Lebiger-Vogel, J., Rickmeyer, C., Fritzemeyer, K., Hettich, N., Leuzinger-Bohleber, M. & Meurs, P. (2020). FIRST STEPS: Psychoanalytically based prevention projects for migrant and refugee families in Belgium and Germany. *International Journal of Applied Psychoanalytic Studies*, *17*(1), 22–38. https://doi.org/10.1002/aps.1631

Lemma, A., Target, M. & Fonagy, P. (2014). *Brief dynamic interpersonal therapy: A clinician's guide*. Oxford University Press.

Lenz, A. & Wiegand-Grefe, S. (2017). *Kinder psychisch kranker Eltern. Leitfaden Kinder- und Jugendpsychotherapie*: Band 23. Hogrefe.

Letourneau, N., Tryphonopoulos, P., Giesbrecht, G., Dennis, C.-L., Bhogal, S. & Watson, B. (2015). Narrative and meta-analytic review of interventions aiming to improve maternal-child attachement security. *Infant Mental Health Journal*, *36*(4), 366–387. https://doi.org/10.1002/imhj.21525

Leuzinger-Bohleber, M. (2010). Psychoanalytic preventions/interventions and playing »rough-and-tumble« games: alternatives to medical treatments of children suffering from ADHD. *International Journal of Applied Psychoanalytic Studies*, 7(4), 332–338. https://doi.org/10.1002/aps.270

Leuzinger-Bohleber, M., Laezer, K. L., Pfenning-Meerkoetter, N., Fischmann, T., Wolff, A. & Green, J. (2011). Psychoanalytic Treatment of ADHD Children in the Frame of Two Extraclinical Studies: The Frankfurt Prevention Study and the EVA Study. *Journal of Infant, Child, and Adolescent Psychotherapy*, *10*(1), 32–50. https://doi.org/10.1080/15289168.2011.575703

Leuzinger-Bohleber, M., Staufenberg, A. & Fischmann, T. (2007). ADHS–Indikation für psychoanalytische Behandlungen? Einige klinische, konzeptuelle und empirische Uberlegungen ausgehend von der Frankfurter Präventionsstudie. *Praxis der Kinderpsychologie und Kinderpsychiatrie*, *56*(4), 356–385. https://doi.org/10.13109/prkk.2007.56.4.356

Leuzinger-Bohleber, M., Rickmeyer, C., Lebiger-Vogel, J., Fritzemeyer, K., Tahiri, M., Hettich, N. (2016). Frühe Elternschaft bei traumatisierten Migranten und Geflüchteten und ihre transgenerativen Folgen: Psychoanalytische Überlegungen zur Prävention. *PSYCHE*, *70*(9/10), 949–976.

Lichtenberg, J. D., Lachmann, F. M. & Fosshage, J. L. (2017). *Das Selbst und die motivationalen Systeme: Zu einer Theorie psychoanalytischer Technik* (2., durchgesehene Auflage). Brandes und Apsel.

Lieberman, M. D. (2007). Social cognitive neuroscience: a review of core processes. *Annual Review of Psychology, 58*, 259–289. https://doi.org/10.1146/annurev.psych.58.110405.085654

Links, P., Nisenbaum, R., Ambreen, M [Munazzah], Balderson, K., Bergmans, Y., Eynan, R., Harder, H. & Cutcliffe, J. (2012). Prospective study of risk factors for increased suicide ideation and behavior following recent discharge. *General Hospital Psychiatry*, 88–97. https://doi.org/10.1016/j.genhosppsych.2011.08.016

Luoma, J. B., Martin, C. E. & Pearson, J. L. (2002). Contact with mental health and primary care providers before suicide: a review of the evidence. *The American Journal of Psychiatry, 159*(6), 909–916. https://doi.org/10.1176/appi.ajp.159.6.909

Luyten, P., Blatt, S. J. & Corveleyn, J. (2006). Minding the gap between positivism and hermeneutics in psychoanalytic research. *Journal of the American Psychoanalytic Association, 54*(2), 571–610. https://doi.org/10.1177/00030651060540021301

Luyten, P. & Fonagy, P. (2015). The neurobiology of mentalizing. *Personality Disorders, 6*(4), 366–379. https://doi.org/10.1037/per0000117

Luyten, P., Nijssens, L., Fonagy, P. & Mayes, L. C. (2017). Parental Reflective Functioning: Theory, Research, and Clinical Applications. *The Psychoanalytic Study of the Child, 70*(1), 174–199. https://doi.org/10.1080/00797308.2016.1277901

Lyons-Ruth K., Jacobvitz, D. (2016). Attachment disorganization from infancy to adulthood: Neurobiological correlates, parenting contexts, and pathways to disorder. In: J. Cassidy & P. R. Shaver (Eds.), *Handbook of attachment: Theory, research, and clinical applications* (S. 667–695). Guilford Press.

Maat, S. de, Jonghe, F. de, Kraker, R. de, Leichsenring, F., Abbass, A., Luyten, P., Barber, J. P., van Rien & Dekker, J. (2013). The current state of the empirical evidence for psychoanalysis: a meta-analytic approach. *Harvard Review of Psychiatry, 21*(3), 107–137. https://doi.org/10.1097/HRP.0b013e318294f5fd

Madigan, S., Cyr, C., Eirich, R., Fearon, R. M. P., Ly, A., Rash, C., Poole, J. C. & Alink, L. R. A. (2019). Testing the cycle of maltreatment hypothesis: Meta-analytic evidence of the intergenerational transmission of child maltreatment. *Development and Psychopathology, 31*(1), 23–51. https://doi.org/10.1017/S0954579418001700

Maltsberger, J. T. (2004). The descent into suicide. *The International Journal of Psychoanalysis, 85*(3), 653–668. https://doi.org/10.1516/3C96-URET-TLWX-6LWU

Markwort, I., Schmitz-Buhl, M., Christiansen, H. & Gouzoulis-Mayfrank, E. (2016). Psychisch kranke Eltern in stationärer Behandlung. *Psychiatrische Praxis, 43*(6), 318–323. https://doi.org/10.1055/s-0034-1387564

Martindale, B. V. (2007). Psychodynamic contributions to early intervention in psychosis. *Advances in Psychiatric Treatment, 13*(1), 34–42. https://doi.org/10.1192/apt.bp.105.001552

Mayer, A., Taubner, S., Bark, C. & Holl, J. (2019). Herausforderungen in der frühpädagogischen Arbeit mit geflüchteten Familien mentalisierungsbasiert begegnen. *Praxis der Kinderpsychologie und Kinderpsychiatrie*, *68*(8), 711–727. https://doi.org/10.13109/prkk.2019.68.8.711

Meehan, J., Kapur, N., Hunt, I. M., Turnbull, P., Robinson, J., Bickley, H., Parsons, R., Flynn, S., Burns, J., Amos, T., Shaw, J. & Appleby, L. (2006). Suicide in mental health in-patients and within 3 months of discharge. National clinical survey. *The British Journal of Psychiatry*, *188*, 129–134. https://doi.org/10.1192/bjp.188.2.129

Meisenzahl, E., Walger, P., Schmidt, S. J., Koutsouleris, N. & Schultze-Lutter, F. (2020). Früherkennung und Prävention von Schizophrenie und anderen Psychosen. *Der Nervenarzt*, *91*(1), 10–17. https://doi.org/10.1007/s00115-019-00836-5

Meurs, P., & Jullian, G. (2015). Das Projekt »Erste Schritte«– kultursensible und bindungsgerichtete präventive Entwicklungsberatung für Migranteneltern und Kleinkinder. In K. H. Brisch (Eds.), *Bindung und Migration* (S. 222–248). Klett-Cotta.

Mikulincer, M. & Shaver, P. R. (2007). Boosting attachment security to promote mental health, prosocial values, and inter-group tolerance. *Psychological Inquiry*, *18*(3), 139–156. https://doi.org/10.1080/10478400701512646

Mitscherlich, A. (1978). *Die Unwirtlichkeit unserer Städte* (14. Aufl.). Edition Suhrkamp: Bd. 123. Suhrkamp.

Mountain, G., Cahill, J. & Thorpe, H. (2017). Sensitivity and attachment interventions in early childhood: A systematic review and meta-analysis. *Infant Behavior & Development*, *46*, 14–32. https://doi.org/10.1016/j.infbeh.2016.10.006

Norcross, J. C. & Lambert, M. J. (2019). Psychotherapy relationships that work: Volume 1: Evidence-Based Therapist Contributions (3. Aufl.). Oxford University Press.

OECD/EU. (2018). *Health at a Glance: Europe 2018: State of Health in the EU Cycle*. OECD Publishing. https://doi.org/10.1787/health_glance_eur-2018-en

Papoušek, M. (2001). Intuitive elterliche Kompetenzen – Ressource in der präventiven Eltern-Säuglings-Beratung und -psychotherapie. *Frühe Kindheit*, *01*(1).

Parens, H. & Kramer, S. (1993). *Prevention in mental health*. Jason Aronson.

Parens, H. (2008). *The development of aggression in early childhood* (Überarbeitete Ausgabe). Jason Aronson.

Pine, F. (1988). The four psychologies of psychoanalysis and their place in clinical work. *Journal of the American Psychoanalytic Association*, *36*(3), 571–596. https://doi.org/10.1177/000306518803600301

Polan, H. J., Hofer, M. A. (2016). Psychobiological origins of infant attachment and its role in development. In: J. Cassidy & P. R. Shaver (Eds.), *Handbook of attachment: Theory, research, and clinical applications* (S. 739–758). Guilford Press.

Powell, B., Cooper, G., Hoffman, K., & Marvin, R. S. (2009). *The circle of security*. In C. H. Zeanah, Jr. (Eds.), *Handbook of infant mental health* (S. 450–467). Guilford Press.

Qin, P. & Nordentoft, M. (2005). Suicide risk in relation to psychiatric hospitalization: evidence based on longitudinal registers. *Archives of General Psychiatry, 62*(4), 427–432. https://doi.org/10.1001/archpsyc.62.4.427

Qurashi, I., Kapur, N. & Appleby, L. (2006). A prospective study of noncompliance with medication, suicidal ideation, and suicidal behavior in recently discharged psychiatric inpatients. *Archives of Suicide Research, 10*(1), 61–67. https://doi.org/10.1080/13811110500318455

Radtke, R. (2018). *Anzahl stationärer Behandlungen aufgrund psychischer und Verhaltensstörungen in Deutschland in den Jahren 1994 bis 2017.* Statista – das Statistikportal. https://de.statista.com/statistik/daten/studie/252963/umfrage/anzahl-stationaerer-behandlungen-aufgrund-psychischer-und-verhaltensstoerungen/

Ramsauer, B., Mühlhan, C., Lotzin, A., Achtergarde, S., Mueller, J., Krink, S., Tharner, A., Becker-Stoll, F., Nolte, T. & Romer, G. (2020). Randomized controlled trial of the Circle of Security-Intensive intervention for mothers with postpartum depression: maternal unresolved attachment moderates changes in sensitivity. *Attachment & Human Development, 22*(6), 705–726. https://doi.org/10.1080/14616734.2019.1689406

Ravens-Sieberer, U., Otto, C., Kriston, L., Rothenberger, A., Döpfner, M., Herpertz-Dahlmann, B., Barkmann, C., Schön, G., Hölling, H., Schulte-Markwort, M. & Klasen, F. (2015). The longitudinal BELLA study: design, methods and first results on the course of mental health problems. *European child & adolescent psychiatry, 24*(6), 651–663. https://doi.org/10.1007/s00787-014-0638-4

Resch, F. & Parzer, P. (2015). *Entwicklungspsychopathologie und Psychotherapie: Kybernetische Modelle zur funktionellen Diagnostik bei Jugendlichen*. Springer.

Rudolf, G. (2020). *Strukturbezogene Psychotherapie: Leitfaden zur psychodynamischen Therapie struktureller Störungen* (4., aktualisierte und erweiterte Auflage). Schattauer.

Safran, J. D., & Muran, J. C. (2000). *Negotiating the therapeutic alliance: A relational treatment guide*. Guilford Press.

Safran, J. D. & Muran, J. C. (2003). *Negotiating the therapeutic alliance: A relational treatment guide.* Guilford Press.

Schechter, D. S., Coates, S. W., Kaminer, T., Coots, T., Zeanah, C. H., Davies, M., Schonfeld, I. S., Marshall, R. D., Liebowitz, M. R., Trabka, K. A., McCaw, J. E. & Myers, M. M. (2008). Distorted maternal mental representations and atypical behavior in a clinical sample of violence-exposed mothers and their toddlers. *Journal of Trauma & Dissociation*, *9*(2), 123–147. https://doi.org/10.1080/15299730802045666

Schechter, M., Goldblatt, M. J., Ronningstam, E., Herbstman, B. & Maltsberger, J. T. (2016). Postdischarge suicide: A psychodynamic understanding of subjective experience and its importance in suicide prevention. *Bulletin of the Menninger Clinic, 80*(1), 80–96. https://doi.org/10.1521/bumc.2016.80.1.80

Schechter, M., Ronningstam, E., Herbstman, B. & Goldblatt, M. J. (2019). Psychotherapy with Suicidal Patients: The Integrative Psychodynamic Approach of the Boston Suicide Study Group. *Medicina. 55*(6), 303. https://doi.org/10.3390/medicina55060303

Schleu, A. (2015). Fehler und Grenzverletzungen in der Psychotherapie: Ziel – Standards und Transparenz. *Deutsches Ärzteblatt, 112*(1–2), 16–17.

Schleu, A. (2021). *Umgang mit Grenzverletzungen: Professionelle Standards und ethische Fragen in der Psychotherapie.* Springer-Verlag.

Schoener, G. R., Milgrom, J. H., Gonsiorek, J. C., Luepker, E. T., & Conroe, R. M. (1990). *Psychotherapists' sexual involvement with clients: Intervention and prevention.* Walk in Counseling Center.

Schmidt, M. H. & Poustka, F. (2007). *Leitlinien zur Diagnostik und Therapie von psychischen Störungen im Säuglings-, Kindes-, und Jugendalter* (3. Aufl.). Deutscher Ärzte Verlag.

Schneider, G. (2012). Tertium Datur – Über die Zugehörigkeit des Nicht-Analytischen zum analytischen Prozess. In: T. Storck (Eds.), *Zur Negation der psychoanalytischen Hermeneutik* (S.73-101). Psychosozial-Verlag.

Schneglberger, J. (2010). *Burnout-Prävention unter psychodynamischem Aspekt: Eine Untersuchung von Möglichkeiten der nachhaltigen betrieblichen Gesundheitsförderung.* Verlag für Sozialwissenschaften.

Sharp, C. & Fonagy, P. (2008). The Parent's Capacity to Treat the Child as a Psychological Agent: Constructs, Measures and Implications for Developmental Psychopathology. *Social Development, 17*(3), 737–754. https://doi.org/10.1111/j.1467-9507.2007.00457.x

Sharples, E., Chapman, L., Clark, L. H. & Edbrooke-Childs, J. (2017). *Talking mental health evaluation report.* https://www.ucl.ac.uk/evidence-based-practice-unit/sites/evidence-based-practice-unit/files/the_wellcome_trust_talking_mental_health_evaluation_report_final.pdf

Shedler, J. (2010). The efficacy of psychodynamic psychotherapy. *American Psychologist, 65*(2), 98–109. https://doi.org/10.1037/a0018378

Sidor, A., Fischer, C., Evers, O. & Taubner, S. (2018). Wirksamkeit des Präventionsprogramms »Keiner fällt durchs Netz«. *Psychotherapeut, 63*(5), 361–366. https://doi.org/10.1007/s00278-018-0307-z

Sleed, M. & Fearon, P. (2015). *ReConnect: Final Evaluation Report on the Lighthouse program.* https://www.google.de/url?sa=t&rct=j&q=&esrc=s&source=web&cd=&cad=rja&uact=8&ved=2ahUKEwjwvsyVvNztAhUIxYUKHXCIBx4QFjAAegQIBxAC&url=https%3A%2F%2Fwww.oxfordhealth.nhs.uk%2Ffresh%2Fwp-content%2Fuploads%2Fsites%2F2%2F2016%2F04%2FAFC-ReConnect-Final-Evaluation-Report-November-2015.docx&usg=AOvVaw2LZzhmXwVY2YpmfgjdnZCL

Smarius, L. J. C. A., Strieder, T. G. A., Loomans, E. M., Doreleijers, T. A. H., Vrijkotte, T. G. M., Gemke, R. J. & van Eijsden, M. (2017). Excessive infant crying doubles the risk of mood and behavioral problems at age 5: evidence for mediation by maternal characteristics. *European Child & Adolescent Psychiatry, 26*(3), 293–302. https://doi.org/10.1007/s00787-016-0888-4

Stasch, M. & Cierpka, M. (2006). *Evaluation des präventiven Elternkurses »Das Baby verstehen« im Rahmen der Pilotstudie 2006 im Kreis Bergstraße*. Unveröffentlichter Bericht am Institut für Psychosomatische Kooperationsforschung und Familientherapie am Universitätsklinikum Heidelberg.

Statistisches Bundesamt. (2017). *Herz-Kreislauf-Erkrankungen verursachen die höchsten Kosten*. Pressemitteilung Nr. 347 vom 29. September 2017. https://www.destatis.de/DE/Presse/Pressemitteilungen/2017/09/PD17_347_236.html

Steel, Z., Marnane, C., Iranpour, C., Chey, T., Jackson, J. W., Patel, V. & Silove, D. (2014). The global prevalence of common mental disorders: a systematic review and meta-analysis 1980-2013. *International Journal of Epidemiology*, *43*(2), 476–493. https://doi.org/10.1093/ije/dyu038

Steinert, C., Munder, T., Rabung, S., Hoyer, J. & Leichsenring, F. (2017). Psychodynamic Therapy: As Efficacious as Other Empirically Supported Treatments? A Meta-Analysis Testing Equivalence of Outcomes. *The American Journal of Psychiatry*, *174*(10), 943–953. https://doi.org/10.1176/appi.ajp.2017.17010057

Storck, T. (2018). *Psychoanalyse nach Sigmund Freud. Psychotherapie kompakt*. Kohlhammer.

Storck, T. (2020). *Übertragung: Grundelemente psychodynamischen Denkens: Konzeptuelle Kritik, klinische Praxis, wissenschaftlicher Transfer*. Kohlhammer.

Strauß, B. & Schauenburg, H. (Eds.) (2016). *Bindung in Psychologie und Medizin: Grundlagen, Klinik und Forschung – Ein Handbuch*. Kohlhammer.

Suchman, N. E., DeCoste, C. L., McMahon, T. J., Dalton, R., Mayes, L. C. & Borelli, J. (2017). Mothering From the Inside Out: Results of a second randomized clinical trial testing a mentalization-based intervention for mothers in addiction treatment. *Development and Psychopathology*, *29*(2), 617–636. https://doi.org/10.1017/S0954579417000220

Suess, G. J., Bohlen, U., Carlson, E. A., Spangler, G. & Frumentia Maier, M. (2016). Effectiveness of attachment based STEEP™ intervention in a German high-risk sample. *Attachment & Human Development*, *18*(5), 443–460. https://doi.org/10.1080/14616734.2016.1165265

Taubner, S., Fonagy, P. & Bateman, A. (2019). *Mentalisierungsbasierte Therapie. Fortschritte der Psychotherapie*. Band 75. Hogrefe.

Taubner, S., Müller, S. & Kotte, S. (2017). Mentalizing Vocational Training increases mentalization interest in professionals and young people with the need for learning support: Results of a pilot study. *Mental Health & Prevention*, *6*, 1–11. https://doi.org/10.1016/j.mhp.2017.02.001

Taubner, S., Ulrich-Manns, S., Klasen, J., Curth, C., Möller, H. & Wolter, S. (2014). Innere Arbeitsmodelle von Bindung und aversive Kindheitserfahrungen bei Psychotherapeuten in Ausbildung. *Psychotherapie Forum*, *19*(1), 2–12. https://doi.org/10.1007/s00729-014-0005-4

Tschan, W. (2005). *Missbrauchtes Vertrauen* (2., neu bearbeitete und erweiterte Auflage). Karger. https://doi.org/10.1159/isbn.978-3-318-01129-6

Tyson, P. & Tyson, R. L. (2012). *Lehrbuch der psychoanalytischen Entwicklungspsychologie* (4. Aufl.). Kohlhammer.

Uhl, A. (2002). Schutzfaktoren und Risikofaktoren in der Suchtprophylaxe. In B. Röhrle (Eds.), *Prävention und Gesundheitsförderung* (S. 261–283). DGVT-Verlag.

Venta, A., Sharp, C., Fonagy, P. & Fletcher, J. (Eds.). (2021). *Developmental Psychopathology*. Wiley.

Volkert, J., Georg, A., Hauschild, S., Herpertz, S. C., Neukel, C., Byrne, G. & Taubner, S. (2019). Bindungskompetenzen psychisch kranker Eltern stärken: Adaptation und Pilottestung des mentalisierungsbasierten Leuchtturm-Elternprogramms. *Praxis der Kinderpsychologie und Kinderpsychiatrie*, *68*(1), 27–42. https://doi.org/10.13109/prkk.2019.68.1.27

Vostanis, P., Graves, A., Meltzer, H., Goodman, R., Jenkins, R. & Brugha, T. (2006). Relationship between parental psychopathology, parenting strategies and child mental health–findings from the GB national study. *Social Psychiatry and Psychiatric Epidemiology*, *41*(7), 509–514. https://doi.org/10.1007/s00127-006-0061-3

Wampold, B. E. & Imel, Z. E. (2015). *The great psychotherapy debate: Models, methods, and findings* (2. Aufl.). Routledge/Taylor & Francis Group.

Wiegand-Grefe, S., Halverscheid, S. & Plass, A. (2011). *Kinder und ihre psychisch kranken Eltern. Familienorientierte Prävention – Der CHIMPs Beratungsansatz*. Hogrefe.

Witt, A., Rassenhofer, M., Pillhofer, M., Plener, P. L. & Fegert, J. M. (2013). Das Ausmaß von Kindesmissbrauch, -misshandlung und -vernachlässigung in Deutschland. *Nervenheilkunde*, *32*(11), 813–818. https://doi.org/10.1055/s-0038-1628561

Wittchen, H. U., Jacobi, F., Rehm, J., Gustavsson, A., Svensson, M., Jönsson, B., Olesen, J., Allgulander, C., Alonso, J., Faravelli, C., Fratiglioni, L., Jennum, P., Lieb, R., Maercker, A., van Os, J., Preisig, M., Salvador-Carulla, L., Simon, R. & Steinhausen, H.-C. (2011). The size and burden of mental disorders and other disorders of the brain in Europe 2010. *European Neuropsychopharmacology*, *21*(9), 655–679. https://doi.org/10.1016/j.euroneuro.2011.07.018.

Wöller, W. (2005). Traumawiederholung und Reviktimisierung nach körperlicher und sexueller Traumatisierung. *Fortschritte der Neurologie-Psychiatrie*, *73* (2), 83–90. https://doi.org/10.1055/s-2004-830055

World Health Organization. (1948). *Constitution of the World Health Organization*. World Health Organization.

World Health Organization. (2004). Prevention of Mental Disorders: Effective Interventions and Policiy Options. World Health Organization.

Zimmermann, J., Brakemeier, E.-L. & Benecke, C. (2015). Alternatives DSM-5-Modell zur Klassifikation von Persönlichkeitsstörungen. *Psychotherapeut*, *60*(4), 269–279. https://doi.org/10.1007/s00278-015-0033-8

Stichwortverzeichnis